O OLHAR DA MENTE

Obras do autor publicadas pela Companhia das Letras

Um antropólogo em Marte
Enxaqueca
Tempo de despertar
A ilha dos daltônicos
O homem que confundiu sua mulher com um chapéu
Vendo vozes
Tio Tungstênio
Com uma perna só
Alucinações musicais
O olhar da mente
Diário de Oaxaca
A mente assombrada
Sempre em movimento
Gratidão

OLIVER SACKS

O OLHAR DA MENTE

Tradução:
LAURA TEIXEIRA MOTTA

2ª reimpressão

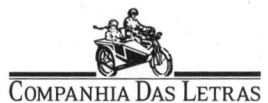
COMPANHIA DAS LETRAS

Copyright © 2010 by Oliver Sacks
Todos os direitos reservados

Grafia atualizada segundo o Acordo Ortográfico da Língua Portuguesa de 1990, que entrou em vigor no Brasil em 2009.

Título original:
The mind's eye

Capa:
Helio de Almeida sobre ilustração de Zaven Paré

Preparação:
Carlos Alberto Bárbaro

Índice remissivo:
Luciano Marchiori

Revisão:
Marise Leal
Veridiana Maenaka

Dados Internacionais de Catalogação na Publicação (CIP)
(Câmara Brasileira do Livro, SP, Brasil)

Sacks, Oliver
    O olhar da mente / Oliver Sacks ; tradução Laura Teixeira Motta. — São Paulo : Companhia das Letras, 2010.

    Título original: The mind's eye.
    Bibliografia.
    ISBN 978-85-359-1769-7

    1. Distúrbios da cognição - Obras populares 2. Distúrbios da comunicação - Obras populares 3. Percepção - Obras populares 4. Percepção facial - Obras populares I. Título.

10-10765
CDD-616.8
NLM-WL 141

Índice para catálogo sistemático:
1. Clínica neurológica : Medicina 616.8

2017
Todos os direitos desta edição reservados à
EDITORA SCHWARCZ S.A.
Rua Bandeira Paulista, 702, cj. 32
04532-002 — São Paulo — SP
Telefone: (11) 3707-3500
www.companhiadasletras.com.br
www.blogdacompanhia.com.br
facebook.com/companhiadasletras
instagram.com/companhiadasletras
twitter.com/cialetras

Para David H. Abramson

SUMÁRIO

Prefácio 9

Leitura à primeira vista 15
Chamada de volta à vida 39
Um homem de letras 56
Cegueira para rostos 79
Stereo Sue 103
Persistência da visão: um diário 131
O olhar da mente 179

Referências bibliográficas 211
Índice remissivo 221

PREFÁCIO

Cresci numa casa cheia de médicos e conversas sobre medicina — meu pai e meus irmãos mais velhos eram clínicos gerais, minha mãe, cirurgiã. Na hora do jantar inevitavelmente se falava muito sobre assuntos médicos, mas nunca apenas sobre "casos". Um paciente podia ser um caso desta ou daquela doença, mas nos diálogos de meus pais os casos tornavam-se biografias, a história da vida de pessoas enquanto reagiam a moléstias, lesões, estresse ou reveses. Talvez fosse inevitável que eu viesse a me tornar médico e contador de histórias.

Quando *O homem que confundiu sua mulher com um chapéu* foi publicado em 1985, um renomado neurologista acadêmico fez uma resenha muito gratificante do livro. Os casos eram fascinantes, ele escreveu, mas ele tinha uma ressalva: achava que eu estava fingindo ao apresentar pacientes como se da primeira vez que eu os vira não tivesse nenhuma ideia preconcebida, nenhum conhecimento prévio da doença que apresentavam. Seria mesmo verdade que eu só fora me inteirar da literatura científica pertinente depois de atender um paciente com uma determinada doença? Decerto eu começara tendo em mente um dado tema neurológico, ele pensou, e então fora procurar pacientes que o exemplificassem.

Mas eu não sou um neurologista acadêmico, e a verdade é que a maioria dos médicos praticantes, afora sua abrangente educação em medicina, tem poucos conhecimentos em profundidade sobre muitas doenças, especialmente aquelas consideradas raras, para as quais não compensa alocar muito tempo de ensino na faculdade. Quando nos aparece um paciente com uma dessas doenças, precisamos pesquisar e, especialmente, recorrer a descrições originais. Assim, tipicamente meus relatos de caso começam com um encontro, uma carta, uma batida à porta — é a descrição que o paciente faz do que ele está sentindo que estimula a exploração mais completa.

Trabalhando como neurologista geral principalmente em instituições para idosos, atendi milhares de pacientes nas últimas décadas. Cada um me ensina alguma coisa, e é gratificante cuidar deles. Em alguns casos, vemo-nos regularmente, como médico e paciente, por vinte anos ou mais. Nas anotações clínicas que faço, desdobro-me para registrar o que está acontecendo com eles e refletir sobre o que vivenciam. Ocasionalmente, com permissão do paciente, minhas anotações evoluem para um ensaio.

Depois que comecei a publicar relatos de caso, a contar de 1970, com *Enxaqueca*, passei a receber cartas de pessoas que buscavam entender seus problemas neurológicos ou comentar sobre eles, e essa correspondência tornou-se, de certo modo, uma extensão da minha prática. Portanto, algumas das pessoas que descrevo neste livro são pacientes; outras me escreveram depois de ler um dos meus relatos de caso. Sou grato a todas por consentirem em compartilhar suas histórias, pois elas ampliam nossa imaginação e nos mostram o que frequentemente se oculta na saúde: o complexo funcionamento do cérebro e sua assombrosa capacidade de se adaptar e superar deficiências — sem falar na coragem e na força que os indivíduos podem mostrar e nos recursos internos que conseguem mobilizar diante de problemas neurológicos que para o resto de nós são quase impossíveis de imaginar.

Muitos de meus colegas do passado e do presente partilharam comigo generosamente seu tempo e seus conhecimentos, conversando sobre as ideias deste livro ou oferecendo comentários sobre suas várias versões. A todos (e aos muitos que omito aqui) sou imensamente grato, em especial a Paul Bach-y-Rita, Jerome Bruner, Liam Burke, John Cisne, Jennifer e John Clay, Bevil Conway, Antonio e Hanna Damasio, Orrin Devinsky, Dominic ffytche, Elkhonon Goldberg, Jane Goodall, Temple Grandin, Richard Gregory, Charles Gross, Bill Hayes, Simon Hayhoe, David Hubel, Ellen Isle e o Jewish Braille Institute, Narinder Kapur, Christof Koch, Margaret Livingstone, Ved Mehta, Ken Nakayama, Görel Kristina Näslund, Alvaro Pascual-Leone, Dale Purves, V. S. Ramachandran, Paul Romano, Israel Rosenfield, Theresa Ruggiero, Leonard Shengold, Shinsuke Shimojo, Ralph Siegel, Connie Tomaino, Bob Wasserman e Jeannette Wilkens.

Eu não teria concluído esta obra sem o apoio moral e financeiro de várias instituições e indivíduos, e tenho uma imensurável dívida para com eles, entre os quais devo mencionar especialmente Susie e David Sainsbury, a Universidade Columbia, a MacDowell Colony, o Blue Mountain Center e a Alfred P. Sloan Foundation. Também agradeço a *New York Review of Books*, *The New Yorker*, ao numeroso pessoal da Alfred A. Knopf, Picador UK, Vintage Books e meus outros editores no mundo todo.

Vários correspondentes contribuíram para este livro com ideias ou descrições, entre eles Joseph Bennish, Joan C., Larry Eickstaedt, Anne F., Stephen Fox, J. T. Fraser e Alexandra Lynch.

Sou grato a John Bennet, da *New Yorker*, e a Dan Frank, da Knopf, excepcionais editores que melhoraram este livro em muitos aspectos, e a Allen Furbeck por sua ajuda com as ilustrações. Hailey Wojcik digitou muitos dos rascunhos e contribuiu com pesquisas e praticamente todos os outros tipos de ajuda, sem falar em seu trabalho de decifrar e transcrever quase 90 mil palavras dos meus "diários do melanoma". Kate Edgar tem em minha vida, há 25 anos, a posição única de colaboradora, amiga, preparadora de texto, organizadora e muito mais. Ela me instigou, como sempre, a pensar e escrever, a ver de diferentes perspectivas mas sempre retornar ao centro.

Acima de tudo, deixo aqui meu reconhecimento a participantes de experimentos e aos pacientes e suas famílias: Lari Abraham, Sue Barry, Lester C., Howard Engel, Claude e Pamela Frank, Arlene Gordon, Patricia e Dana Hodkin, John Hull, Lilian Kallir, Charles Scribner Jr., Dennis Shulman, Sabriye Tenberken e Zoltan Torey. Eles não só me autorizaram a escrever sobre seus casos e citar suas descrições, mas também comentaram os rascunhos, apresentaram-me a outras pessoas e recursos, e, em muitos casos, vários se tornaram grandes amigos.

Finalmente quero expressar minha imensa gratidão a meu médico, dr. David H. Abramson, a quem dedico este livro.

O. W. S.
Nova York
junho de 2010

O OLHAR DA MENTE

LEITURA À PRIMEIRA VISTA

Em janeiro de 1999 recebi a seguinte carta:

Caro dr. Sacks,
Meu problema (muito incomum), em uma frase e em termos leigos, é: não consigo ler. Não consigo ler música nem qualquer outra coisa. No consultório do oftalmologista, posso ler individualmente todas as letras da tabela optométrica até a última linha. Mas não sou capaz de ler palavras, e para ler música tenho o mesmo problema. Venho lutando com isso há anos, procurei os melhores médicos e nenhum foi capaz de ajudar. Eu ficaria imensamente feliz e grata se o senhor pudesse marcar-me uma consulta.
Atenciosamente,
Lilian Kallir

Telefonei à sra. Kallir — pareceu-me mais acertado, embora normalmente eu responda por escrito — porque mesmo aparentemente sem ter dificuldade para escrever uma carta, ela afirmou ser incapaz de ler. Falei com ela, e marcamos uma consulta na clínica neurológica onde eu trabalhava.

A sra. Kallir veio logo depois à clínica. Era uma senhora de 67 anos, culta e vivaz, com forte sotaque de Praga. Contou-me sua história com muito mais detalhes. Era pianista, disse; de fato, eu a conhecia de nome, como brilhante intérprete de Chopin e Mozart (fizera sua primeira apresentação em público aos quatro anos, e o célebre pianista Gary Graffman elogiou-a dizendo ser ela "uma das pessoas mais naturalmente musicais que já conheci".

O primeiro indício de que havia algo errado, ela contou, surgira em 1991, durante uma apresentação. Ela estava tocando concertos para piano de Mozart e houve uma mudança de última hora no programa, do Concerto nº 19 para o nº 21. Mas quando abriu a partitura do Concerto nº 21, ficou atônita: achou-o ininteligível. Ela via as pautas, as linhas e as notas individualmente com perfeita clareza e nitidez, mas nada daquilo parecia combinar, fazer sentido junto. Supôs que o problema estivesse relacionado aos seus olhos. Mesmo assim, foi em frente, executou de memória o concerto com perfeição e descartou o estranho incidente pensando "são coisas da vida".

Vários meses depois o problema tornou a acontecer, e sua capacidade para ler partituras tornou-se instável. Quando estava cansada ou doente quase não conseguia ler coisa alguma, mas se estivesse descansada sua leitura à primeira vista era rápida e fácil como sempre fora. De modo geral, porém, o problema se agravou, e embora ela continuasse a lecionar, a gravar e a se apresentar no mundo todo, passou a depender cada vez mais de sua memória musical e de seu vasto repertório, pois agora se via impossibilitada de aprender novas músicas em partituras. "Eu tinha uma fantástica leitura à primeira vista", ela disse, "podia facilmente tocar à primeira vista um concerto de Mozart, e agora não sou mais capaz".

Ocasionalmente, Lilian (como ela me pediu que a chamasse) sofria lapsos de memória em concertos, mas, sendo exímia improvisadora, em geral conseguia suprir a deficiência. Quando estava à vontade, entre amigos ou alunos, sua execução parecia boa como sempre. E assim, por inércia, medo ou uma espécie de adaptação, era possível para ela desconsiderar seus singulares problemas com a leitura de música, pois não tinha outros problemas visuais e sua memória e engenhosidade ainda lhe permitiam uma vida musical plena.

Em 1994, mais ou menos três anos depois de ter notado pela primeira vez suas dificuldades com a leitura de música, Lilian começou a ter problemas para ler palavras. Também neste caso havia dias bons e ruins, inclusive ocasiões em que sua capacidade de ler mudava de um momento ao outro: uma sentença parecia estranha, ininteligível a princípio, e então subitamente parecia normal e Lilian não tinha dificuldade para lê-la. Sua capacidade para escrever, no entanto, estava inalterada, e ela continuava a manter uma copiosa correspondência com ex-alunos e colegas do mundo todo, embora cada vez mais dependesse do marido para ler as cartas que lhe mandavam e até para reler as que ela própria havia escrito.

A alexia pura, desacompanhada de dificuldade para escrever ("alexia sem agrafia") não é extremamente incomum, embora em geral surja de modo súbito, depois de um derrame ou outra lesão no cérebro. É mais raro um desenvolvimento gradual da alexia em consequência de uma doença degenerativa como o Alzheimer. Mas Lilian era a primeira pessoa que eu via cuja alexia se manifestara primeiro com a notação musical: uma alexia musical.

Em 1995 Lilian estava começando a apresentar outros problemas visuais. Notou que tendia a "deixar de perceber" objetos à sua direita, e depois de alguns incidentes sem gravidade, decidiu parar de dirigir.

Algumas vezes ela se perguntara se o seu curioso problema de leitura não teria causas neurológicas em vez de oftalmológicas. Matutava: "Como é que consigo reconhecer as letras individualmente, até aquelas minúsculas da última linha da tabela do oftalmologista, mas não sou capaz de ler?". Em 1996 ela começou a cometer ocasionalmente erros embaraçosos, como não reconhecer velhos amigos, e se lembrou de um dos meus relatos de caso que havia lido anos antes, intitulado "O homem que confundiu sua mulher com um chapéu", sobre um homem que conseguia ver tudo claramente nas não reconhecia nada. Achara certa graça da primeira vez que lera o ensaio, mas agora lhe ocorria a possibilidade de suas próprias dificuldades serem misteriosamente semelhantes.

Por fim, cinco anos ou mais depois dos primeiros sintomas, ela foi encaminhada ao departamento de neurologia de uma universidade para um exame completo. Aplicaram-lhe uma bateria de testes neuropsicológicos — de percepção visual, memória, fluência verbal etc. — e ela se saiu particularmente mal no reconhecimento de desenhos: chamou um violino de banjo, uma luva de estátua, uma navalha de caneta e um alicate de banana. (Quando lhe pediram que redigisse uma frase, ela escreveu "Isto é ridículo".) Ela apresentou uma variável falta de percepção, ou "desatenção", à direita, e péssimo reconhecimento facial (medido pelo reconhecimento de fotografias de figuras públicas famosas). Conseguiu ler, mas devagar, letra por letra. Lia um "A", um "B", um "A" e depois, laboriosamente, dizia "aba", mas não reconhecia a palavra como um todo. No entanto, quando lhe mostravam palavras depressa demais para que ela as decifrasse dessa maneira, ela às vezes conseguia classificá-las corretamente em categorias gerais como "vivo" ou "não vivo", mesmo não tendo uma ideia consciente do seu significado.

Em contraste com esses graves problemas visuais, sua compreensão da fala, repetição e fluência verbal estava totalmente normal. Um exame de ressonância magnética do seu cérebro também mostrou resultado normal, mas quando foi feita uma tomografia por emissão de pósitrons (PET) — um exame capaz de detectar ligeiras mudanças no metabolismo de várias áreas cerebrais, mesmo quando elas parecem anatomicamente normais — foi constatado que Lilian apresentava diminuição da atividade metabólica na parte posterior do cérebro, o córtex visual. Essa redução era mais acentuada do lado esquerdo. Seus neurologistas, considerando a disseminação gradual das dificuldades de reconhecimento visual — primeiro com música, depois com palavras e então com rostos e objetos —, supuseram que ela tinha uma doença degenerativa, naquele momento confinada às partes posteriores do cérebro. Provavelmente continuaria a se agravar, mas muito devagar.

A doença básica não era tratável de nenhum modo radical, mas seus neurologistas recomendaram algumas estratégias que talvez pudessem ajudar: "adivinhar" palavras, por exemplo, mesmo quando ela não conseguisse lê-las da maneira usual (pois estava claro que ela ainda possuía algum mecanismo que lhe permitia o reconhecimento inconsciente ou pré-consciente das palavras). Além disso, sugeriram, ela podia recorrer a uma inspeção deliberada, hiperconsciente, dos objetos e rostos, reparando especialmente nas características distintivas para que pudesse identificá-las em futuros encontros, mesmo com deficiência em sua capacidade de reconhecimento normal "automática".

Nos aproximadamente três anos decorridos desde esse exame neurológico e sua primeira consulta comigo, Lilian contou-me que continuou a dar concertos, embora não tão bem e com menos frequência. Seu repertório diminuiu, pois ela não conseguia mais consultar visualmente sequer as partituras bem conhecidas. "Minha memória não era mais alimentada", ela ressaltou. Alimentada pelos olhos, ela queria dizer — pois percebia que aumentara sua memória auditiva, sua orientação auditiva, e que ela agora podia, em um grau muito mais acentuado, aprender e reproduzir músicas de ouvido. Não só ela era capaz de tocar uma música dessa maneira (em alguns casos depois de ouvir a composição uma única vez), mas também de rearranjá-la mentalmente. No entanto, tudo sopesado, seu repertório encolhera, e Lilian começou a evitar tocar em público. Tocava apenas em ocasiões informais e dava aulas magnas na faculdade de música.

Ela me mostrou uma avaliação neurológica de 1996 e comentou: "Todos os médicos dizem 'atrofia cortical posterior do hemisfério esquerdo, muito atípica', e então se desculpam, sorrindo — mas não há nada que eles possam fazer".

Quando examinei Lilian, constatei que ela não tinha dificuldade para fazer a correspondência entre cores e formas ou reconhecer movimento e profundidade. Mas em outras áreas ela mostrou problemas graves. Agora não conseguia mais reconhecer as letras ou os números individualmente (embora ainda não tivesse dificuldade para escrever sentenças completas). Ela também tinha uma agnosia visual mais geral, e quando lhe mostrei figuras, teve dificuldade até para reconhecer que *eram* figuras — às vezes olhava para uma coluna impressa ou para uma margem em branco pensando que fosse a imagem que eu lhe pedira para identificar. Descreveu assim uma delas: "Vejo um V, muito elegante — dois pontinhos aqui, depois uma oval, com dois pontinhos brancos no meio. Não sei o que é". Quando eu lhe disse que era um helicóptero, ela riu, embaraçada. (O "V" era um cabo de guindar fardos, o helicóptero estava descarregando alimentos para refugiados). Os dois pontinhos eram as rodas; a oval, o corpo do helicóptero.) Portanto, ela agora via apenas características individuais de um objeto ou figura e não conseguia sintetizá-las, vê-las como um todo, e muito menos interpretá-las corretamente. Se lhe mostrassem a fotografia de um rosto, ela só era capaz de perceber se a pessoa estava usando óculos, e mais nada. Quando lhe perguntei se ela enxergava com clareza, respondeu: "Não é um borrão, é um mingau" — um mingau composto de formas e detalhes nítidos, claros e bem acabados, porém ininteligíveis.

Olhando para os desenhos de um livro de testes neurológicos, ela disse a respeito de um lápis: "Pode ser muitas coisas. Poderia ser um violino... uma caneta". Mas o desenho de uma casa ela reconheceu imediatamente. Olhou para um apito e comentou: "Não tenho a mínima ideia". Diante do desenho de uma tesoura, olhou invariavelmente para o lugar errado, o papel em branco sob o desenho. Seria a sua dificuldade para reconhecer desenhos devida simplesmente ao caráter esquemático do traçado, à bidimensionalidade e pobreza de informações? Ou será que refletia uma dificuldade de nível superior na percepção e representação em si? Será que ela se sairia melhor com objetos reais?

Quando perguntei a Lilian como ela se sentia a respeito de si mesma e de sua situação, ela respondeu: "Acho que estou lidando com ela muito bem, boa parte do tempo... sei que não vai melhorar, mas que só irá piorar lentamente. Parei de procurar neurologistas. Sempre ouço a mesma coisa... Mas sou uma pessoa que não se deixa abater com facilidade. Não conto aos meus amigos. Não quero oprimi-los, e este meu probleminha não é lá muito promissor. Um beco sem saída... Tenho senso de humor. E é isso, em resumo. É deprimente, quando me ponho a pensar, frustrações diárias. Mas tenho muitos dias e anos bons pela frente".

Depois que Lilian foi embora, não consegui encontrar minha bolsa de médico — uma bolsa preta que tinha algumas semelhanças (lembrei-me então) com uma das várias que ela havia trazido. No táxi, Lilian percebeu que pegara a bolsa errada quando viu um objeto de ponta vermelha (meu martelo de testar reflexos, de cabo comprido e vermelho) aparecendo fora da bolsa. O martelo chamara-lhe a atenção por sua cor e forma durante a consulta, e então ela se deu conta do erro. Voltou esbaforida à clínica, pediu desculpas e comentou: "Eu sou a mulher que confundiu sua bolsa com uma mala de médico".

Lilian saíra-se tão mal nos testes formais de reconhecimento visual que eu não conseguia imaginar como ela dava conta do cotidiano. Como reconhecia um táxi, por exemplo? Como podia reconhecer sua própria casa? Como conseguia fazer compras, pois me dissera que fazia, ou reconhecer os alimentos e servi-los à mesa? Tudo isso e muito mais — ter uma vida social ativa, viajar, assistir a concertos, lecionar — ela fazia sozinha quando seu marido, que também era músico, passava semanas seguidas na Europa. Eu não tinha ideia de como ela conseguia fazer essas coisas depois de ter visto seu consternador desempenho no ambiente artificial e pobre de uma clínica neurológica. Precisava vê-la em seu ambiente familiar.

No mês seguinte, visitei Lilian em sua casa, um agradável apartamento na Upper Manhattan onde ela morava com o marido havia mais de quarenta anos. Claude, simpático e jovial, tinha mais ou menos a mesma idade que a esposa. Eles se conheceram quando eram estudantes de música em Tanglewood, quase cinquenta anos antes, e haviam seguido lado a lado a carreira musical, muitas vezes se apresentando juntos. O apartamento tinha uma atmosfera acolhedora e cultivada, com um piano de cauda, uma profusão de livros, fotografias da filha do casal, de amigos e parentes, quadros modernistas abstratos nas paredes e suvenires de suas viagens em todas as superfícies disponíveis. Era apinhado — rico de história e significado pessoal, imaginei, mas um pesadelo, um verdadeiro caos para alguém com agnosia visual. Pelo menos foi essa minha primeira impressão quando entrei e tive de avançar por entre mesas abarrotadas de miudezas. Mas Lilian não tinha dificuldade em meio àquele amontoado de coisas e costurava seu caminho confiantemente por aqueles obstáculos.

Como ela tivera tanta dificuldade no teste de reconhecimento de desenhos, eu trouxera alguns objetos sólidos para ver se com eles conseguiria melhores resultados. Comecei com algumas frutas e hortaliças que acabara de comprar, e Lilian se saiu surpreendentemente bem. Identificou instantaneamente "uma bela pimenta vermelha", reconhecendo-a do outro lado da sala; com uma banana foi a mesma coisa. Hesitou por um momento sem saber se um terceiro objeto era uma maçã ou um tomate, mas logo decidiu, corretamente, pela primeira. Quando lhe mostrei a miniatura plástica de um lobo (eu sempre tinha em minha bolsa de médico diversos objetos como esse, para testes de percepção), ela exclamou: "Um animal esplêndido. Um filhote de elefante, talvez?". Quando lhe pedi para olhar mais atentamente, ela decidiu que era "um tipo de cão".

O relativo sucesso de Lilian na identificação de objetos sólidos, em contraste com os desenhos, mais uma vez me levou a aventar que ela tinha uma agnosia específica para representações. O reconhecimento de representações pode requerer uma espécie de aprendizado, a compreensão de um código ou convenção além dos necessários para o reconhecimento de objetos. Por isso, dizem que pessoas de culturas primitivas que nunca viram fotografias podem não reconhecer que elas são representações de alguma outra coisa. Se um complexo sistema para o reconhecimento de representações visuais precisa ser construído especialmente pelo cérebro, essa capacidade pode ser perdida com uma lesão nesse sistema causada por um derrame ou uma doença, exatamente como se pode perder a compreensão da escrita, por exemplo, ou de qualquer outra habilidade adquirida.

Acompanhei Lilian à cozinha, onde ela foi tirar a chaleira do fogo e despejar água fervendo no bule de chá. Parecia orientar-se bem na cozinha lotada; sabia, por exemplo, que todas as frigideiras e panelas estavam penduradas em ganchos na parede, que vários mantimentos encontravam-se nos lugares de costume. Quando abrimos a geladeira e eu lhe fiz perguntas sobre o que havia lá dentro, ela respondeu: "suco de laranja, leite, manteiga na prateleira de cima — e uma bela linguiça, se lhe apetecer, das austríacas... queijos". Ela reconheceu os ovos na porta do refrigerador e, quando pedi, contou-os corretamente, passando o dedo de ovo em ovo para fazê-lo. Eu, de um relance, vi que eram oito — duas fileiras de quatro — mas Lilian, desconfiei, não era capaz de perceber facilmente a forma correspondente a oito ovos, a gestalt, e precisava enumerá-los um por um. Com os condimentos, ela disse, era "um desastre". Vinham todos em frascos idênticos de tampa vermelha, e obviamente ela não podia ler os rótulos. Por isso, explicou, "eu cheiro!... e peço ajuda de vez em quando". Sobre o forno de micro-ondas, que ela usava com frequência, comentou: "Não vejo os números. Vou experimentando — cozinho, provo, verifico se precisa ficar mais um pouco".

Embora visualmente Lilian quase não pudesse reconhecer coisa alguma na cozinha, ela a organizara de tal modo que raramente, ou nunca, ocorriam erros, e para isso usava um sistema de classificação informal em vez do conhecimento perceptual direto. Categorizava as coisas não com base no significado, mas na cor, tamanho, forma e posição; pelo contexto, por associação, mais ou menos como um analfabeto organizaria os livros numa biblioteca. Cada coisa tinha seu lugar, e Lilian memorizara isso.

Vendo como ela inferia a natureza dos objetos à sua volta desse modo, usando principalmente as cores como marcadores, eu quis saber como ela fazia com objetos de aparência semelhante, como as facas de peixe e as facas de carne, que eram quase idênticas. Isso era um problema, Lilian confessou, e muitas vezes ela se confundia. Sugeri que ela poderia, talvez, usar um marcador artificial, um pontinho verde para as facas de peixe e um vermelho para as de carne, e assim ela poderia notar a diferença de relance. Lilian disse que já pensara nisso, mas hesitava em "alardear" seu problema para os outros. O que pensariam seus convidados quando vissem talheres e pratos codificados por cores, ou um apartamento codificado por cores? ("Como em um experimento psicológico", ela disse, "ou num escritório".) A "artificialidade" da ideia a incomodava, mas se a agnosia piorasse, ela concordou, precisaria fazer isso.

Em alguns casos para os quais o sistema de categorização usado por Lilian não funcionava, como o uso do micro-ondas, ela podia agir por tentativa e erro. Mas quando os objetos não estavam em seu lugar, podiam surgir sérios problemas. Isso ficou chocantemente perceptível no fim de minha visita. Os três — Lilian, Claude e eu — estávamos sentados à mesa de jantar. Lilian a arrumara com biscoitos e bolos, e trouxe um fumegante bule de chá. Ela conversava enquanto comíamos, mas conservava uma certa vigilância, monitorando a posição e o movimento de cada prato, acompanhando tudo (percebi depois) para que o objeto "não se perdesse". Ela se levantou para levar os pratos vazios para a cozinha e deixou só os biscoitos, percebendo que eu gostara especialmente deles. Claude e eu conversamos por alguns minutos — nossa primeira conversa a sós —, empurrando o prato de biscoito um para o outro.

Quando Lilian voltou, e eu arrumei minha bolsa e me preparei para partir, ela disse: "Leve os biscoitos com você" — só que agora, estranhamente, ela não conseguia encontrá-los, e ficou nervosa, quase frenética. Os biscoitos estavam bem ali na mesa, no prato, mas como o prato fora mudado de lugar ela não sabia mais onde estavam, não sabia sequer onde procurar. Parecia não possuir uma estratégia para procurar. Mas levou um tremendo susto com meu guarda-chuva em cima da mesa. Não o reconheceu como um guarda-chuva; notou apenas que alguma coisa curvada e torcida havia aparecido ali — e por um momento, meio a sério, lhe passou pela cabeça que poderia ser uma cobra.

Antes de partir, pedi a Lilian que se sentasse ao piano, tocasse alguma coisa para mim. Ela hesitou. Ficou claro que perdera boa parte da autoconfiança. Começou tocando magnificamente uma fuga de Bach, mas depois de alguns compassos parou e pediu desculpas. Vi um volume de mazurcas de Chopin e perguntei: que tal estas, e ela, encorajada, fechou os olhos e tocou duas das mazurcas do Opus 50 sem vacilar, com grande vivacidade e sentimento.

Ela me contou depois que a música impressa ficava ali "jogada", e comentou: "eu me perturbo quando vejo a partitura, gente virando páginas, minhas mãos ou o teclado", e quando isso acontecia ela podia cometer erros, especialmente com a mão direita. Precisava fechar os olhos e tocar sem o uso da visão, usando apenas sua "memória muscular" e seu excelente ouvido.

O que eu poderia dizer sobre a natureza e o progresso da

estranha doença de Lilian? Claramente, o problema avançara um pouco desde o exame neurológico feito três anos antes, e havia indícios — porém não mais do que indícios — de que suas deficiências talvez não fossem mais apenas de ordem visual. Em especial, ela ocasionalmente sentia dificuldade para lembrar o nome de algum objeto mesmo quando o reconhecia, e quando não encontrava a palavra dizia "esse troço".

Pedi uma nova ressonância magnética para comparar com a anterior, e o exame mostrou que agora havia diminuição das áreas visuais dos dois lados do cérebro. Haveria sinal de uma lesão real em outra parte? Era difícil dizer, mas eu desconfiava que poderia existir alguma diminuição também do hipocampo — partes do cérebro cruciais para o registro de novas memórias. No entanto, a lesão ainda estava em grande medida restrita ao córtex occipital e occipitotemporal, e claramente o ritmo do avanço era lento.

Quando conversei com Claude sobre os resultados da ressonância magnética, ele avisou que quando eu falasse com Lilian deveria evitar certos termos, principalmente o assustador "doença de Alzheimer". "Não é Alzheimer, é?", perguntou. Estava evidente que eles vinham pensando muito nisso.

"Não sei dizer", respondi. "Não no sentido usual. Devemos ver como algo mais raro — e mais benigno."

A atrofia cortical posterior, ACP, foi descrita formalmente pela primeira vez por Frank Benson e seus colegas em 1988, embora sem dúvida existisse sem ser reconhecida por muito mais tempo. Mas o artigo de Benson *et al.* provocou um surto de reconhecimento, e há agora dezenas de casos descritos.

Os portadores de ACP preservam aspectos elementares da percepção visual, como a acuidade ou a capacidade de detectar movimento e cor. Mas tendem a apresentar complexos distúrbios visuais — dificuldades para ler ou reconhecer rostos e objetos, e ocasionalmente até alucinações. Sua desorientação visual pode tornar-se muito acentuada: alguns pacientes se perdem no próprio bairro ou mesmo dentro de casa, e para esses casos Benson usou o termo "agnosia ambiental". É comum surgirem em seguida outras dificuldades: confusão entre esquerda e direita, dificuldade para escrever e fazer cálculos, e até agnosia para os próprios dedos, uma tétrade de problemas denominada síndrome de Gertsman. Alguns pacientes com ACP podem ser capazes de reconhecer e associar cores, mas não de dizer o nome delas, um caso chamado de anomia cromática. Mais raramente, pode ocorrer dificuldade para acompanhar movimentos e dirigir a visão para um alvo específico.

Em contraste com essas dificuldades, a memória, a inteligência, a percepção intuitiva e a personalidade tendem a preservar-se até uma fase mais avançada da doença. Segundo Benson, cada paciente que ele descreveu "pôde relatar sua história, tinha noção dos eventos correntes e mostrou considerável percepção intuitiva de seu problema".

Embora a ACP seja sem dúvida uma doença degenerativa do cérebro, suas características parecem diferir consideravelmente das formas mais comuns da doença de Alzheimer. Nestas, os pacientes tendem a sofrer flagrantes alterações na memória, raciocínio, compreensão e uso da linguagem e, em muitos casos, no comportamento e personalidade, além de geralmente perderem mais cedo a noção do que está a lhes acontecer (o que talvez seja para eles uma bênção).

No caso de Lilian, a evolução da doença parecia ter sido relativamente benigna, pois passados nove anos desde seus primeiros sintomas ela não se perdia dentro de casa nem em seu bairro.

Não pude deixar de fazer a comparação, como a própria Lilian fizera, com meu paciente dr. P., "o homem que confundiu sua mulher com um chapéu". Ambos eram músicos profissionais talentosos, ambos passaram a apresentar agnosia visual grave enquanto em muitos outros aspectos permaneciam normais, e ambos haviam descoberto ou inventado expedientes engenhosos para lidar com seu problema, o que lhes possibilitava continuar lecionando em cursos avançados na faculdade de música, apesar de incapacidades que poderiam parecer devastadoras.

Entretanto, os modos como Lilian e o dr. P. lidavam na prática com suas doenças diferiam bastante, o que era reflexo em parte da gravidade de seus sintomas e em parte das diferenças de temperamento e formação. O dr. P. já apresentava graves dificuldades quando o examinei, pouco mais de três anos depois de seus sintomas iniciais. Tinha dificuldades não só visuais mas também táteis: pegou a cabeça da mulher e a confundiu com um chapéu. Mostrava uma espécie de despreocupação ou indiferença e pouca percepção do fato de que estava doente; com frequência confabulava, inventava, para compensar o fato de não ser capaz de identificar o que estava vendo. Esse comportamento contrastava com o de Lilian, que nove anos depois dos primeiros sintomas não apresentava problemas substanciais além dos visuais, ainda era capaz de viajar e lecionar e demonstrava aguda percepção de sua deficiência.

Lilian ainda podia identificar objetos por inferência, usando sua percepção intacta das cores, formas, texturas e movimentos, aliada à sua memória e inteligência. O dr. P., não. Ele não era capaz, por exemplo, de identificar uma luva pela visão ou pelo tato (apesar de conseguir descrevê-la em termos absurdamente abstratos como "uma superfície contínua envolta em si mesma [com] cinco bolsinhas protuberantes, se é que esse é o termo certo [...] será algum tipo de recipiente?"), até que, por acaso, ele enfiou a mão dentro dela. De modo geral, ele era quase totalmente dependente da ação, do fluxo de fazer as coisas. E cantar, a mais natural e irreprimível das ações para ele, permitia-lhe contornar em certo grau a agnosia. Recorria a uma infinidade de tipos de canções que ele podia entoar ou cantar: canções para se vestir, canções para se barbear, canções para todo tipo de ação. A música, ele descobrira, podia organizar suas atividades, seu cotidiano.[1] Com Lilian isso não ocorria. Sua esplêndida musicalidade também estava preservada, mas não tinha um papel compará-

---

[1] Examinei o dr. P em 1978, dez anos antes de Benson e colegas descreverem a ACP. O quadro que ele apresentava, o paradoxo de sua doença, eram um enigma para mim. Claramente ele tinha uma doença degenerativa do cérebro, porém ela diferia acentuadamente de todas as formas da doença de Alzheimer que eu já encontrara. Mas se não era Alzheimer, então o que seria? Quando li sobre a ACP em 1988 — o dr. P. já havia morrido àquela altura — ocorreu-me que talvez esse fosse o diagnóstico para o seu caso.

No entanto, a ACP é apenas um diagnóstico anatômico; denota a parte do cérebro

vel no seu dia a dia. Não constituía uma estratégia para lidar com a agnosia.

Alguns meses depois, em junho de 1999, tornei a visitar Lilian e Claude em seu apartamento. Claude acabara de voltar de suas semanas na Europa, e Lilian, deduzi, durante esse tempo saíra do apartamento e se deslocara livremente por um raio de quatro quarteirões, fora a seu restaurante favorito, fizera compras e resolvera assuntos fora de casa. Ao chegar, vi que ela andara enviando cartões a seus amigos do mundo todo — espalhados na mesa havia envelopes endereçados para Coreia, Alemanha, Austrália, Brasil. A alexia claramente não diminuíra sua correspondência, embora a letra dela nos envelopes tivesse uma aparência um tanto irregular. Ela parecia se virar bem dentro do apartamento, mas como conseguia fazer compras e lidar com os desafios de um movimentado bairro nova-iorquino, ainda que fosse o seu bairro?

"Vamos sair, andar por aí", sugeri. Lilian imediatamente começou a cantar "Der Wanderer" ["o andarilho"], de Schubert — ela adora Schubert — e depois a elaboração desse tema na fantasia *Wanderer*.

No elevador, alguns vizinhos a cumprimentaram. Não consegui descobrir se ela os reconheceu visualmente ou pelas vozes. Ela reconhecia instantaneamente vozes e sons de todo tipo; parecia, inclusive, hiperatenta para eles, como era para as cores e formas. Essas manifestações agora assumiam importância especial como indicadores.

---

mais afetada, porém nada diz sobre o processo básico da doença, não explica por que essas partes do cérebro têm lesão.

Quando Benson descreveu a ACP, não tinha informações sobre a patologia básica. Seus pacientes podiam ter doença de Alzheimer, ele pensava, mas se fosse esse o caso, era Alzheimer com uma apresentação notavelmente atípica. Podiam ter a doença de Pick, um distúrbio cerebral degenerativo que mais comumente afeta os lobos frontais e temporais do cérebro. Podiam até, Benson aventou, ter uma doença vascular e não degenerativa, um acúmulo de pequenos bloqueios na zona limítrofe entre as circulações carotídea e posterior do cérebro.

Ela não tinha dificuldade para atravessar a rua. Não conseguia ler os sinais de "Siga" e "Pare", mas sabia suas posições relativas e cores, e também sabia que podia seguir quando o sinal estava piscando. Apontou para uma sinagoga na esquina em frente e identificou outras lojas pelas formas e cores, como sua lanchonete favorita, que tinha azulejos brancos e pretos alternados.

Fomos ao supermercado e pegamos um carrinho — ela foi direto ao nicho onde eles eram guardados. Lilian não teve dificuldade para encontrar a seção de frutas e hortaliças, nem para identificar maçãs, peras, cenouras, pimentões amarelos e aspargos. Não conseguiu dizer de pronto o nome de um alho-poró, mas perguntou: "É parente da cebola?", depois lembrou o nome: "alho-poró". Ficou desnorteada diante de um kiwi, até o momento em que o pus em sua mão. (Disse que era "peludinho, parecia um camundongo".) Ergui a mão e toquei um objeto pendurado acima das frutas. "O que é isto?", perguntei. Lilian semicerrou os olhos, hesitou. "É de comer? De papel?". Quando deixei que ela tocasse no objeto, ela soltou uma risada meio envergonhada. "É uma luva térmica para pegar panelas", disse. "Como pude ser tão boba?".

Quando passamos à seção seguinte, Lilian recitou "molhos para salada à esquerda, óleos à direita", em tom de ascensorista de loja de departamentos. Ela obviamente mapeara na cabeça todo o supermercado. Quis um molho de tomate específico dentre dez marcas diferentes, e soube qual era graças a "um retângulo azul-escuro com um círculo amarelo embaixo" no rótulo. "As cores são fundamentais", ela mais uma vez ressaltou. São o seu indicador visual mais imediato, reconhecíveis quando nada mais é. (Por essa razão, temendo que pudéssemos nos separar, eu me vestira totalmente de vermelho para essa visita, pois assim ela conseguiria me localizar de imediato.)

Mas nem sempre a cor bastava. Diante de um engradado de plástico, ela podia não saber se ele continha manteiga de amendoim ou melões. Em geral, concluía que a melhor estratégia era trazer de casa uma lata ou embalagem vazia e pedir ajuda para encontrar outra igual.

Quando saímos do mercado, ela trombou sem querer o carrinho numa pilha de cestos de compra à sua direita. Tais acidentes, quando acontecem, são sempre à direita em razão de sua percepção visual deficiente desse lado.

Alguns meses depois, marquei uma consulta para Lilian em meu consultório em vez de na clínica onde ela já estivera. Ela chegou pontualmente, vindo a pé da estação Penn até Greenwich Village. Estivera em New Haven na noite anterior, onde o marido dera um concerto, e ele a deixara no trem pela manhã. "Conheço a estação Penn como a palma da mão", ela explicou. Por isso não tivera problemas ali. Mas lá fora, na balbúrdia de gente e veículos, ela comentou: "houve momentos em que precisei perguntar". Quando indaguei como ela vinha passando, ela disse que a agnosia estava pior. "Quando nós dois fomos juntos ao mercado, havia muitas coisas que eu podia reconhecer facilmente. Hoje, se eu quiser as mesmas coisas, preciso pedir a alguém". Em geral ela precisava pedir que lhe identificassem objetos, ou que a ajudassem com degraus perigosos, mudanças súbitas de nível ou irregularidades no piso. Dependia mais do tato e da audição (para ter certeza, por exemplo, de que estava voltada para o lado certo). E dependia cada vez mais da memória, raciocínio e senso comum para ajudá-la a lidar com o que, de outro modo, ou seja, visualmente, seria um mundo ininteligível.

No entanto, na minha sala ela reconheceu imediatamente um retrato dela mesma na capa de um CD, tocando Chopin. "Me parece meio familiar", disse sorrindo.

Perguntei o que ela via numa das paredes. Primeiro ela virou sua cadeira, não para a parede, mas para a janela, e disse: "Vejo prédios". Girei sua cadeira e a pus defronte à parede. Precisei conduzi-la passo a passo. "Vê luzes?". Sim, ali e ali. Demorei um pouco a perceber que ela estava olhando para um sofá sob as luzes, embora a cor dele fosse comentada de pronto. Ela observou alguma coisa verde em cima do sofá e me surpreendeu dizendo, corretamente, que era um cordão esticado. Contou que sua fisioterapeuta lhe dera um cordão semelhante. Perguntei o que ela via acima do sofá (uma pintura abstrata com formas geométricas), e ela respondeu: "Vejo amarelo... e preto". Perguntei o que era, e ela arriscou: algo relacionado ao teto. Ou um ventilador. Um relógio. E então acrescentou: "Na verdade, não descobri se é apenas um objeto ou muitos". Era uma pintura feita por outro paciente, um pintor daltônico. Mas Lilian claramente não tinha ideia de que se tratava de um quadro, nem ao menos tinha certeza de que fosse um único objeto, e achava que podia ser parte da estrutura da sala.

Tudo isso me intrigou. Como é que ela não conseguia distinguir bem uma pintura vistosa da parede propriamente dita mas era capaz de reconhecer instantaneamente uma pequena foto dela mesma num CD? Como podia identificar um fino cordão verde mas não via, ou não reconhecia, o sofá onde ele estava? E antes disso eu notara inúmeras incoerências desse tipo.

Perguntei como ela conseguia ver as horas, já que usava relógio de pulso. Ela não podia ver os números, explicou, mas calculava com base na posição dos ponteiros. Mostrei-lhe então, de brincadeira, um estranho relógio que possui, em vez de números, símbolos de elementos químicos (H, He, Li, Be etc.). Ela não percebeu nada diferente no relógio, pois para ela aquelas abreviaturas não eram nem mais nem menos inteligíveis do que seriam os números.

Fomos dar uma volta a pé, eu de chapéu de cor berrante para facilitar o reconhecimento. Lilian ficou desnorteada diante dos objetos de uma vitrine — mas até eu fiquei. Era uma loja de artesanato tibetano, para nós tão exóticos que podiam ser marcianos. Curiosamente, a loja ao lado Lilian reconheceu de imediato e mencionou que passara por lá a caminho do meu consultório. Era uma relojoaria, com dezenas de relógios das mais variadas formas e tamanhos. Mais tarde ela me contou que seu pai era apaixonado por relógios.

Um cadeado na porta de outra loja foi um enigma total, embora Lilian aventasse que poderia ser algo "de abrir... como um hidrante". Mas no momento em que ela o tocou, soube o que era.

Paramos para um café rápido, depois eu a levei até meu apartamento, no próximo quarteirão. Queria que ela experimentasse meu piano de cauda, um Bechstein de 1894. Ao entrar, ela imediatamente identificou o relógio de pêndulo no saguão. (O dr. P., em contraste, oferecera um aperto de mão a um relógio de pêndulo.) Lilian sentou-se ao piano e tocou — uma música que me intrigou, pois pareceu-me ao mesmo tempo familiar e desconhecida. Ela explicou que era um quarteto de Haydn que ouvira no rádio uns dois anos antes e que a fascinara. Ansiara por tocá-lo, por isso fizera um arranjo para piano, tudo mentalmente e em um único dia. Antes da alexia ela ocasionalmente fizera arranjos para piano, usando papel manuscrito e a partitura original, mas quando isso se tornou impossível, descobriu que era capaz de fazer tudo de ouvido. Sentia que sua memória musical, suas imagens mentais musicais, se havia tornado mais forte, mais tenaz e também mais flexível, e ela agora era capaz de manter na cabeça uma música muito complexa, rearranjá-la e reproduzi-la mentalmente, coisa que antes teria sido impossível. As capacidades cada vez maiores de sua memória e imagens mentais musicais tornaram-se cruciais para ela, mantinham-na ativa desde o início de suas dificuldades visuais, nove anos antes.[2]

A óbvia dificuldade de Lilian para identificar o que era o que no meu consultório e nas ruazinhas e lojas da vizinhança lembrou-me quanto ela dependia do que lhe era familiar e memorizado, de como ela estava ancorada em seu apartamento e em seu bairro. Com o tempo, talvez, se ela visitasse um lugar frequentemente, adquiriria aos poucos mais familiaridade com

---

[2] Quando Lilian me contou isso, lembrei-me de uma paciente que eu atendera no hospital alguns anos antes. Ela ficara totalmente paralítica do dia para a noite em razão de uma infecção na medula espinhal, uma mielite fulminante. Quando ficou evidente que não havia recuperação à vista, ela se desesperou, achou que sua vida acabara — não só as grandes coisas, mas também os pequenos prazeres do dia a dia, como fazer as palavras cruzadas do *New York Times*, que para ela eram um vício. Pedia que lhe trouxessem o *Times* todo dia para ao menos contemplar as palavras cruzadas, ver sua configuração, dar uma olhada nas definições. Mas ao fazer isso, aconteceu uma coisa extraordinária: quando ela olhava as definições, parecia-lhe que as respostas eram escritas em seus respectivos espaços. Suas imagens mentais fortaleceram-se ao longo de algumas semanas, e ela por fim constatou que era capaz de manter todo o diagrama e definições na cabeça depois de um único exame atento, e então resolvê-lo mentalmente e sem pressa no decorrer do dia. Isso se tornou um grande consolo para essa paciente vitimada pela paralisia; mais tarde ela me contou que nunca imaginara ter à disposição tais poderes de memória e imagética mental.

ele, mas seria um esforço tremendamente complexo, que exigiria paciência e engenho imensos, todo um novo sistema de categorização e memorização. Ficou claro para mim, depois dessa ida de Lilian ao meu consultório, que dali por diante eu deveria restringir-me a consultas em domicílio, atendê-la em seu apartamento, onde ela se sentia organizada, no comando da situação, à vontade. Sair de casa, para ela, estava-se tornando um desafio visual cada vez mais surreal, repleto de erros de percepção fantásticos e por vezes assustadores.

Lilian escreveu-me novamente em agosto de 2001, expressando uma crescente preocupação. Esperava que eu pudesse fazer-lhe uma visita em breve, ela disse, por isso sugeri vê-la no fim de semana seguinte.

Ela me esperou na porta, pois sabia das minhas próprias deficiências visuais e topográficas (congênitas), minha confusão entre esquerda e direita e minha incapacidade para me localizar dentro de prédios. Recebeu-me com imensa afabilidade, mas também com uma ponta de preocupação, que pareceu pairar durante toda a visita.

"A vida está difícil", ela começou, depois de pedir que eu me sentasse e de me oferecer uma soda. Tivera dificuldade para encontrar a soda na geladeira e, como não vira a garrafa, que estava "escondida" atrás de uma jarra de suco de laranja, precisara explorar o refrigerador pelo tato, procurando um frasco com a forma certa. "Não está melhorando... a vista está muito ruim." (Ela sabe, obviamente, que não tem problema nos olhos e que o declínio está acontecendo nas partes visuais do cérebro — aliás, ela percebera isso antes de qualquer outra pessoa —, mas acha mais fácil, mais natural, dizer que está "com a vista ruim".) Quando fizemos compras juntos dois anos antes, ela parecia reconhecer quase tudo o que via, ou pelo menos ter tudo codificado por forma, cor e localização, e desse modo quase podia dispensar ajuda. Naquela época ela também se movia sem erros em sua cozinha, nunca perdia nada, agia com eficiência. Agora "perdia" a soda e o arenque em *schmaltz* — uma perda que envolvia não só esquecer onde os havia posto mas além disso não os reconhecer quando os via. Observei que a cozinha estava menos organizada do que antes — e organização, na situação de Lilian, é crucial.

A anomia de Lilian, sua dificuldade para encontrar palavras, também se agravara. Quando lhe mostrei fósforos, ela os reconheceu de pronto, visualmente, mas não conseguiu dizer "fósforos" e os descreveu assim: "isso é para acender o fogo". Com o adoçante foi o mesmo: ela não lembrou o nome, mas pôde identificá-lo como "melhor do que açúcar". Tinha plena noção dessas dificuldades e de suas estratégias para lidar com elas. "Quando não consigo dizer alguma coisa, circunscrevo", resumiu.

Ela contou que, embora houvesse viajado recentemente a Ontário, ao Colorado e a Connecticut com o marido, não teria sido capaz de fazê-lo sozinha, como alguns anos antes. Julgava-se ainda capaz de cuidar de si mesma em casa quando Claude estava fora. Apesar disso, acrescentou, "quando fico sozinha, é horrível. Não estou me queixando — estou descrevendo".

A certa altura, quando ela estava na cozinha, perguntei a Claude como ele se sentia a respeito desses problemas. Ele mostrou sensibilidade e compreensão, mas comentou: "Às vezes minha impaciência surge, quando acho que algumas de suas deficiências podem ser exageradas. Vou dar um exemplo. Fico perplexo, às vezes aborrecido, porque a 'cegueira' de Lilian de vez em quando é 'seletiva'. Na sexta-feira passada, ela notou que um quadro estava torto na parede por alguns milímetros. E de vez em quando comenta sobre a expressão facial de pessoas em minúsculas fotografias. Toca numa colher e pergunta 'o que é isto?', mas cinco minutos depois olha para um vaso e diz 'temos um parecido'. Não encontrei nenhum padrão, só incoerência. Qual deve ser minha atitude quando ela pega um copo e diz 'o que é isto?'. Às vezes não respondo. Mas pode ser errado, e ter um efeito desastroso. O que devo dizer?".

De fato, essa era uma questão delicada. Quanto ele deveria interferir quando ela se visse diante de uma confusão perceptiva? Quanto devemos dar a dica a um amigo ou paciente quando ele esquece o nome de alguém? Quanto eu mesmo — que não tenho senso de direção — desejo ser salvo de enveredar na direção errada ou prefiro que me deixem batalhar por mim mesmo até encontrar o caminho certo? Quanto qualquer um de nós gosta que lhe "digam" qualquer coisa? Essa questão era especialmente perturbadora no caso de Lilian, pois embora ela precisasse decifrar as coisas, defender-se sozinha, suas dificuldades visuais agravavam-se dia a dia, e a desorientação às vezes ameaçava, como Claude observou, mergulhá-la no pânico. Eu não podia recomendar nenhuma regra, disse a Claude, exceto o tato: cada situação pediria sua própria solução.

Mas também eu estava intrigado com as extraordinárias variações da função visual de Lilian. Algumas delas, ao que parecia, acompanhavam a função reduzida e instável de seu córtex visual lesionado — exatamente como, dez anos antes, sua capacidade de ler música aparecia e desaparecia. E parte das variações, eu supunha, poderiam refletir oscilações na circulação sanguínea. Entretanto, parte das variações parecia, não sei por quê, acompanhar uma capacidade decrescente de compensar as deficiências do modo como ela estava acostumada a fazer. Sua capacidade de recorrer à memória e às suas faculdades intelectuais em lugar do reconhecimento visual direto, eu agora sentia, também poderia estar declinando a esta altura. Por isso, era mais importante do que nunca para Lilian "codificar" as coisas, providenciar indicadores sensitivos facilmente utilizáveis — sobretudo as cores, às quais ela permanecia intensamente sensível.

O que mais me surpreendeu foi a menção de Claude às súbitas habilidades de Lilian: por exemplo, perceber expressões faciais em uma minúscula fotografia, muito embora grande parte do tempo lhe fosse difícil reconhecer pessoas. Não pude deixar de me perguntar se isso não seria um exemplo das habilidades pré-conscientes que ela demonstrara em testes anteriores — como quando conseguira categorizar palavras como referentes a coisas "vivas" ou "não vivas" apesar de não reconhecer o que elas representavam. Esse reconhecimento inconsciente poderia ser possível em certo grau apesar de sua agnosia, apesar de sua lesão cortical, pois usava outros mecanismos, ainda intactos, do sistema visual.

Um extraordinário relato em primeira mão sobre "alexia musical com recuperação" foi publicado por Ian McDonald em 2006. Foi o primeiro relato pessoal desse tipo já publicado, duplamente notável porque o próprio McDonald é neurologista e um excelente músico amador. Sua alexia musical (juntamente com outros problemas, entre eles dificuldade para fazer cálculos, cegueira para rostos e desorientação topográfica) foi causada por um acidente vascular cerebral embólico, e ele conseguiria se recuperar completamente. Ele ressaltou que embora houvesse uma melhora gradual em sua habilidade de ler música, especialmente associada à prática, sua alexia musical variava consideravelmente de um dia para outro.[3]

Também os médicos de Lilian pensaram, de início, que ela houvesse sofrido um derrame e que as variações em suas habilidades pudessem ser decorrentes dele. Mas tais oscilações são típicas de qualquer sistema neural que sofreu lesão, independentemente da causa. Pacientes com dor ciática causada por compressão da raiz do nervo têm dias bons e ruins, e o mesmo ocorre com pacientes com deficiências visuais ou auditivas. Em um sistema lesionado há menos reservas, menos redundância, e ele é mais facilmente perturbado por fatores adventícios como fadiga, estresse, medicação ou infecções. Um sistema assim também está sujeito a oscilações espontâneas, como as que meus pacientes de *Tempo de despertar* sofriam constantemente.

Lilian fora engenhosa e resiliente nos onze ou doze anos decorridos desde o início de sua doença. Buscara recursos interiores de vários tipos: visuais, musicais, emocionais, intelectuais. A família, os amigos, o marido e a filha, principalmente, mas também seus alunos e colegas, pessoas solícitas no supermercado ou na rua, todos a ajudaram a seguir em frente. Suas adaptações à agnosia foram extraordinárias: uma lição sobre o que se pode fazer para enfrentar a vida diante de crescentes desafios perceptuais e cognitivos. Foi porém em sua arte, em sua música, que Lilian não só lidou com a doença mas a transcendeu.

---

[3] McDonald também perdeu, temporariamente, a capacidade de tocar piano com expressividade e exatidão, um problema que Lilian não teve.

Isso ficava claro quando ela tocava piano, uma arte que ao mesmo tempo exige e fornece uma espécie de superintegração, uma total integração de sentidos e músculos, de corpo e mente, de memória e fantasia, de intelecto e emoção, de todo o ser, do estar vivo. Como uma bênção, suas faculdades musicais permaneceram intocadas pela doença.

Tocar piano sempre acrescentava uma nota transcendente às minhas visitas e lembrava Lilian de sua identidade como artista, o que também era crucial. Mostrava o prazer que ela ainda era capaz de sentir e de dar, fossem quais fossem outros problemas que agora a assediavam de todos os lados.

Quando tornei a visitar Lilian e Claude em 2002, encontrei o apartamento cheio de balões. "Fiz aniversário três dias atrás", ela explicou. Parecia abatida, um tanto frágil, embora a voz e a afabilidade continuassem as mesmas. Contou que suas capacidades visuais haviam declinado ainda mais, e isso ficou evidente quando ela tateou à procura de uma cadeira para sentar-se, andou na direção errada e se perdeu em seu próprio apartamento. Seu comportamento agora parecia mais "cego", refletindo não apenas sua crescente incapacidade para decifrar o que estava à sua frente, mas também uma total desorientação visual.

Ela ainda conseguia escrever cartas, mas ler, até mesmo aquela dolorosamente lenta leitura letra por letra que lhe era possível alguns anos antes, tornara-se impossível. Lilian adorava que lessem para ela — Claude lia jornais e livros, e eu prometi mandar-lhe audiolivros. Ainda conseguia sair um pouco, dar uma volta no quarteirão de braços com o marido. Agora, com sua crescente incapacidade, os dois estavam mais próximos do que nunca.

Apesar de tudo isso, Lilian achava que seu ouvido estava tão bom como sempre fora, e ela ainda conseguia lecionar para alguns alunos da faculdade de música que iam ao seu apartamento. Mas, fora isso, já não tocava piano com frequência.

No entanto, quando mencionei o quarteto de Haydn que ela havia tocado para mim, seu rosto se iluminou. "Fiquei fascinada com essa música", ela disse. "Nunca a ouvira antes. Raramente ela é tocada." E me contou de novo que não conseguira tirar a música da cabeça e fizera um arranjo para piano, mentalmente e em um dia. Pedi que tocasse a música mais uma vez. Lilian de início se fez de rogada, mas depois, persuadida, quis ir até o piano, só que foi na direção errada. Claude corrigiu-a delicadamente. Ao piano, ela no começo se enganou, tocou notas erradas e pareceu angustiada e confusa. "Onde estou?", gemeu, e eu senti uma dor no coração. Mas depois se encontrou e começou a tocar maravilhosamente, os sons foram crescendo, ganhando calor, fundindo-se. Claude ficou surpreso e comovido. "Fazia duas ou três semanas que ela não tocava nada", ele segredou. Enquanto tocava, Lilian olhava para o alto, cantarolando baixinho a melodia. Tocava com todo o seu imenso talento artístico, com toda a capacidade e sentimento que demonstrara antes, e a música de Haydn elevou-se em furiosa turbulência, uma altercação musical. E então, quando o quarteto chegava aos acordes finais, à resolução, ela disse simplesmente: "Tudo está perdoado".

CHAMADA DE VOLTA À VIDA

Patricia H. era uma mulher brilhante e vivaz que representava artistas e tinha uma galeria de arte em Long Island, além de ser uma talentosa pintora diletante. Criara três filhas e, quase sexagenária, continuava a levar uma vida ativa e até "glamorosa", como diziam suas filhas. Andava por Greenwich Village à procura de novos artistas, dava saraus em casa. Adorava cozinhar e não raro tinha vinte convidados à mesa. Seu marido também era homem de muitas aptidões: era locutor de rádio, militante na política e exímio pianista que às vezes tocava em boates. Ambos eram muito sociáveis.

Em 1989 o marido de Pat morreu subitamente de ataque cardíaco. No ano anterior ela precisara submeter-se a uma cirurgia de peito aberto em razão de uma válvula cardíaca lesionada e iniciara tratamento com anticoagulantes. Recuperara-se muito bem, mas, segundo uma de suas filhas, depois da morte do marido "ela pareceu atordoada, ficou muito deprimida, perdeu peso, levou um tombo no metrô, bateu o carro algumas vezes e deu de aparecer na porta da nossa casa, em Manhattan, como se estivesse perdida". Pat sempre tivera humor um tanto instável ("Ficava deprimida por alguns dias e não saía da cama, de repente se levantava toda animada e corria para o centro da cidade, com mil compromissos"). Mas desta vez a melancolia viera para ficar.

Em janeiro de 1991 ela ficou dois dias sem atender o telefone, e suas filhas, preocupadas, ligaram para um vizinho. Ele entrou junto com policiais na casa de Pat. Encontraram-na inconsciente na cama. Ela estivera em coma por no mínimo vinte horas, informaram às filhas, e sofrera uma hemorragia cerebral de amplas proporções. Tinha um grande coágulo na metade esquerda do cérebro, seu hemisfério dominante. Pensaram que não sobreviveria.

Depois de uma semana no hospital sem melhora, como último recurso ela foi submetida a uma cirurgia. As filhas foram avisadas de que não era possível prever os resultados.

De início, logo que o coágulo foi removido, a situação foi desesperadora. Pat "tinha os olhos fixos [...] parecia olhar sem ver", nas palavras de uma filha. "Às vezes seus olhos me seguiam, ou pelo menos davam essa impressão. Não sabíamos o que estava acontecendo, nem se ela estava consciente." Os neurologistas denominam "estado vegetativo crônico" certos casos em que o paciente, como um zumbi, apresenta alguns reflexos primitivos preservados mas nenhuma consciência coerente ou *self*. Tais situações podem ser um tormento cruel para quem as presencia, pois costumam dar a impressão de que a pessoa está prestes a voltar a si — mas a situação pode prosseguir assim por meses ou até indefinidamente. Para Pat, porém, durou duas semanas. "Um belo dia", recorda sua filha Lari, "percebi que ela olhava para uma Coca Diet que eu tinha na mão como se a quisesse. Perguntei: 'Quer um gole?'. Ela fez que sim com a cabeça. Tudo mudou nesse instante".

Pat agora estava consciente, reconhecia as filhas, tinha noção de seu problema e de onde ela estava. Tinha seus apetites e desejos, sua personalidade, mas estava paralisada do lado direito e, o que era mais grave, não conseguia mais expressar seus pensamentos e sentimentos em palavras. Podia apenas olhar e fazer mímica, apontar ou gesticular. Sua compreensão da fala também estava muito prejudicada. Em resumo: estava afásica.

"Afasia" significa etimologicamente perda da fala, mas não é a fala propriamente dita que se perde, e sim a linguagem: sua expressão ou sua compreensão, total ou parcialmente. (Por exemplo, os surdos congênitos que usam língua de sinais podem apresentar afasia depois de uma lesão cerebral ou derrame e tornar-se incapazes de usar sinais para se expressar ou de entender o que lhes é comunicado nessa linguagem — uma afasia de sinais análoga, em todos os aspectos, à afasia de pessoas falantes.) Há muitas formas de afasia, dependendo da parte do cérebro afetada, e em geral se faz uma distinção abrangente entre afasias expressivas e afasias receptivas. Quando estão ambas presentes, fala-se em afasia "global".

A afasia não é incomum; estima-se que de cada trezentas pessoas com lesão cerebral decorrente de derrame, ferimento na cabeça, tumor ou doença cerebral degenerativa, uma possa ter afasia duradoura. Muitas, porém, se recuperam por completo ou em parte. (Existem também formas transitórias de afasia, que podem ocorrer durante uma enxaqueca ou convulsões e durar apenas alguns minutos.)

Nas formas mais brandas, a afasia expressiva caracteriza-se pela dificuldade de encontrar palavras ou pela tendência a usar termos errados sem haver comprometimento da estrutura global das sentenças. Os nomes, inclusive os nomes próprios, tendem a ser especialmente afetados. Em formas mais graves de afasia expressiva, a pessoa não consegue gerar sentenças inteiras, gramaticalmente completas, e fica limitada a emissões "telegráficas", breves e empobrecidas. Quando a afasia é muito grave, a pessoa fica praticamente muda, embora às vezes consiga soltar uma exclamação (por exemplo, "droga!" ou "bom!"). Alguns pacientes podem fixar-se a uma única palavra ou frase e dizê-la em todas as circunstâncias, para sua evidente frustração. Tive uma paciente que, depois de um derrame, só conseguia dizer "Obrigada, mamãe", e outra, italiana, que dizia apenas *"Tutta la verità, tutta la verità"*.

Hughlings Jackson, pioneiro no estudo da afasia nos anos 1860 e 1870, dizia que esses pacientes não dispunham da "fala proposicional" e que haviam perdido também sua fala interior, não sendo portanto capazes de falar ou "proposicionar" sequer para si mesmos. Ele supôs então que a faculdade do pensamento abstrato era perdida na afasia e, nesse sentido, comparava os afásicos aos cães.

Em seu excelente livro *Injured brains of medical minds*, Narinder Kapur cita muitos relatos autobiográficos sobre afasia.

Um deles é o do psicólogo Scott Moss, que sofreu um derrame aos 43 anos, tornou-se afásico e mais tarde descreveu o que vivenciou. Suas descrições condizem acentuadamente com as ideias de Hughlings Jackson sobre a perda da fala interior e dos conceitos:

> Quando acordei na manhã seguinte no hospital, estava totalmente (globalmente) afásico. Podia entender por alto o que me diziam se falassem devagar e se referissem a uma forma de ação bem concreta. [...] Eu perdera por completo a capacidade de falar, de ler e de escrever. Perdi inclusive, nos dois primeiros meses, a capacidade de usar palavras interiormente, isto é, no pensamento. [...] E perdi a capacidade de sonhar. Assim, por umas oito ou nove semanas, vivi em um vácuo absoluto de conceitos autoproduzidos. [...] Só conseguia lidar com o presente imediato. [...] A parte de mim que faltava era o aspecto intelectual — o *sine qua non* da minha personalidade — aqueles elementos essenciais mais importantes que fazem de alguém um indivíduo único. [...] Por longo tempo eu me vi como apenas meio-homem.

Moss, que teve afasia expressiva e receptiva, também perdeu a capacidade de ler. Pessoas que têm apenas afasia expressiva ainda podem ler e escrever (se a mão não houver sido paralisada pelo derrame).[1]

---

[1] MacDonald Critchley conta como o dr. Samuel Johnson perdeu totalmente a capacidade de falar quando sofreu um derrame aos 73 anos. "No meio da noite, ele acordou e percebeu de imediato que havia sofrido um derrame", Critchley escreveu. Para certificar-se de que não perdera a sanidade mental, Johnson compôs mentalmente uma prece em latim, mas constatou que não conseguia dizê-la em voz alta. Na manhã seguinte, 17 de julho de 1873, entregou a seu criado um bilhete que conseguira escrever a seu vizinho:

> Prezado Senhor, Foi vontade de Deus todo-poderoso privar-me esta manhã da capacidade de falar; como ignoro se virá a ser a vontade dele privar-me em breve também dos meus sentidos, rogo-lhe que, ao receber esta mensagem, venha em meu socorro e tome as providências que meu caso requeira.

Nas duas semanas seguintes, Johnson continuou a escrever cartas em seu habitual estilo rico e grandiloquente enquanto recuperava lentamente a capacidade de falar. No entanto, em algumas das cartas cometeu erros atípicos, ora omitindo uma palavra, ora usando o termo errado; corrigiu depois os erros quando as releu.

Outro relato foi o de Jacques Lordat, eminente fisiologista francês do começo do século XIX. Ele fez uma extraordinária descrição de sua afasia decorrente de um derrame, antecedendo em mais de sessenta anos os estudos de Hughlings Jackson. Sua situação foi bem diferente da de Moss:

> Em 24 horas perdi quase totalmente o acesso às palavras. As poucas que restaram revelaram-se quase inúteis, pois eu não conseguia lembrar como devia coordená-las para comunicar ideias. [...] Eu não conseguia mais entender as ideias dos outros, pois a própria amnésia que me impedia de falar me tornava incapaz de compreender os sons que eu ouvia com rapidez suficiente para apreender seu significado. [...] Interiormente eu me sentia a mesma pessoa de antes. Esse isolamento mental que menciono, minha tristeza, minha incapacidade e a aparência de estupidez que ela produzia levaram muitas pessoas a crer que minhas faculdades intelectuais haviam declinado. [...] Interiormente, eu analisava minha obra e os estudos que apreciava. Raciocinar não me causava dificuldade alguma. [...] Minha memória para fatos, princípios, dogmas, ideias abstratas era a mesma de quando eu gozava de boa saúde. [...] Tive de perceber que o funcionamento interno da mente podia dispensar as palavras.

Portanto, para alguns pacientes, mesmo estando totalmente incapazes de falar ou compreender a fala, pode haver uma perfeita preservação de capacidades intelectuais — a capacidade de pensar de modo lógico e sistemático, de planejar, lembrar, antever, conjecturar.[2]

Apesar disso, a ideia entre os leigos — e infelizmente entre muitos médicos também — é que a afasia é uma espécie de desas-

---

[2] Foi muito semelhante o caso do renomado historiador Sir John Hale, que sofreu um derrame e passou a ter afasia expressiva. Sua mulher, Sheila Hale, em seu livro *The man who lost his language*, apresenta um vívido e comovente relato sobre a afasia de seu marido, devastadora de início, e conta como ele conseguiu, em parte graças a uma terapia competente e contínua, recuperar, mesmo depois de anos, boa parte do que parecia irremediavelmente perdido. E essa autora ressalta que mesmo profissionais da medicina podem descartar pacientes afásicos como "incuráveis", ou tratá-los como idiotas, apesar de sua manifesta inteligência.

tre definitivo que encerra não só a vida exterior da pessoa mas também sua vida interior. Foi mais ou menos isso que disseram às filhas de Pat, Dana e Lari. Talvez houvesse alguma melhora, informaram a elas, mas Pat teria de passar o resto da vida recolhida: nada mais de festas, conversas, galerias de arte — tudo o que constituía a própria essência de sua vida deixaria de ser possível, e ela teria uma vida restrita de doente, internada numa clínica.

Como são quase incapazes de iniciar uma conversa ou fazer contato com as pessoas, os pacientes com afasia correm riscos especiais nos hospitais e casas de saúde para doentes crônicos. Mesmo se tiverem acesso a todos os tipos de terapia, falta-lhes uma dimensão social fundamental da vida, e eles frequentemente se sentem isolados e abandonados. No entanto, há muitas atividades — jogar cartas, fazer compras, ir ao cinema e ao teatro, dançar, praticar esportes — que não requerem linguagem, e elas podem ser usadas para trazer ou seduzir pacientes afásicos para um mundo de atividades conhecidas e contato humano. Alguns se referem a isso com o insosso termo "reabilitação social", mas na realidade o paciente (como diria Dickens) está sendo "chamado de volta à vida".

As filhas de Pat decidiram fazer todo o possível para trazer a mãe de volta ao mundo, à vida mais plena que suas limitações lhe permitissem. "Contratamos uma enfermeira, e ela ensinou mamãe a se alimentar sozinha, a *ser*", contou Lari. "Mamãe se zangava, às vezes batia nela, mas ela, a enfermeira, não desistia. Dana e eu nunca a deixávamos sozinha. Passeávamos com ela, empurrávamos sua cadeira de rodas até meu apartamento. [...] Nós a levávamos a restaurantes, ou pedíamos que entregassem a comida em casa, levávamos ao cabeleireiro e à manicure. [...] Não parávamos."

Pat foi transferida do hospital onde fizera a cirurgia para uma clínica de reabilitação. Passados seis meses, finalmente foi internada no Hospital Beth Abrahams, no Bronx, onde a conheci.

Quando foi inaugurado, em 1919, o hospital chamava-se Asilo Beth Abrahams para Doentes Incuráveis, nome desalentador que só foi mudado nos anos 1960. De início o hospital recebeu parte das primeiras vítimas da epidemia de encefalite letárgica (algumas das quais ainda viviam ali mais de quarenta anos depois, quando fui trabalhar nesse hospital). Com o passar dos anos, o Beth Abrahams expandiu-se e se tornou um hospital com quinhentos leitos, oferecendo programas de reabilitação a pacientes com todo tipo de doença crônica: parkinsonismo, demências, problemas da fala, esclerose múltipla, derrames (e, cada vez mais, lesões na coluna ou no cérebro por ferimento de bala ou acidente de automóvel).

Quem visita um hospital de doentes crônicos em geral fica horrorizado ao ver centenas de pacientes "incuráveis", muitos deles paralíticos, cegos ou mudos. A primeira ideia costuma ser: será que vale a pena viver dessa maneira? Que tipo de vida essas pessoas podem ter? Preocupado, o sujeito se põe a pensar como reagiria à perspectiva de ficar incapacitado e ser internado em um lugar assim.

Mas talvez depois comece a ver o outro lado. Mesmo não sendo possível a cura ou pelo menos alguma melhora para esses pacientes, ainda é possível ajudar muitos deles a reconstruir sua vida, desenvolver outros modos de fazer as coisas, aproveitar seus pontos fortes, encontrar compensações e acomodações diversas. (Isso obviamente vai depender do grau e do tipo de dano neurológico e dos recursos internos e externos de cada paciente.)

Se a primeira visão de um hospital para doentes crônicos pode ser ruim para um visitante, para um novo interno pode ser aterradora, e muitos reagem com horror misturado a tristeza, amargura ou raiva. (Resulta dessa reação, em alguns casos, uma verdadeira "psicose de internação".) Quando conheci Pat, pouco depois de sua internação no Beth Abraham em outubro de 1991, encontrei-a irritada, atormentada e frustrada. Ela ainda não conhecia o pessoal do hospital nem a disposição das salas, e sentia que uma rígida ordem institucional lhe estava sendo imposta. Conseguia comunicar-se com gestos, que eram veementes porém nem sempre compreensíveis, mas ainda não tinha fala coerente (embora de vez em quando, segundo o pessoal do hospital, exclamasse "Droga!" ou "Vá embora!" quando estava brava).

Parecia entender boa parte do que lhe diziam, mas um exame atento deixou claro que estava respondendo não às palavras, mas ao tom de voz, expressão facial e gestos.

Quando a examinei na clínica, Pat não conseguiu dar resposta ao meu pedido, falado e por escrito, para que tocasse seu nariz. Ela conseguia contar ("um, dois, três, quatro, cinco...") em uma sequência, mas não era capaz de dizer números individualmente nem de contar de trás para a frente. O lado direito de seu corpo permanecia totalmente paralisado. Anotei no prontuário que suas condições neurológicas eram "ruins. Receio que talvez as funções da linguagem não venham a ter boa recuperação, mas certamente deve-se tentar a terapia intensiva da fala, além de fisioterapia e terapia ocupacional".

Pat ansiava por falar, mas continuamente se frustrava, porque depois de um tremendo esforço para pronunciar uma palavra saía-lhe um termo errado ou ininteligível. Tentava corrigi-lo, mas com frequência se tornava mais ininteligível a cada tentativa de se fazer entender. Imagino que ela começara a se dar conta de que talvez sua capacidade de falar nunca voltasse, e cada vez mais se refugiava no silêncio. Essa incapacidade de se comunicar, para ela e para muitos pacientes com afasia, era muito pior do que a paralisia de metade do corpo. De vez em quando eu a via, durante o primeiro ano depois de seu derrame, sentada sozinha no corredor ou na sala de estar dos pacientes, privada da fala, cercada por uma espécie de penumbra de silêncio, com um ar ferido e desolado.

Um ano depois, encontrei Pat muito melhor. Ela havia descoberto um jeito de compreender as pessoas por seus gestos e expressões tanto quanto pelas palavras. Podia indicar o que pensava e sentia com eloquentes gestos e mímica, sem falar. Por exemplo, agitava na mão dois ingressos para dizer que iria ao cinema se, e somente se, uma amiga pudesse ir também. Ela se tornou menos zangada, mais sociável e bem consciente de tudo o que se passava à sua volta.

Isso representava uma imensa melhora na esfera social, melhora na capacidade de se comunicar, mas eu não sabia se era decorrente de alguma melhora neurológica real. É comum amigos e parentes de pacientes afásicos pensarem que a recuperação neurológica é maior do que a ocorrida de fato, pois muitos afásicos conseguem uma notável intensificação compensatória de outras faculdades e habilidades não linguísticas, especialmente a habilidade de interpretar as intenções e sentidos de outras pessoas pelas expressões faciais, inflexões vocais e tom de voz, e também pela gesticulação, postura e pequenos movimentos que normalmente acompanham a fala.

Essa compensação pode dar capacidades surpreendentes aos afásicos, sobretudo uma excepcional habilidade de desmascarar artifícios histriônicos, subterfúgios e mentiras. Descrevi esse aspecto em 1985,[3] depois de observar um grupo de pacientes afásicos assistindo a um discurso do presidente na televisão. Em 2000, Nancy Etcoff e colegas do Hospital Geral de Massachusetts publicaram um estudo na revista *Nature* concluindo que pessoas com afasia são de fato "significativamente mais hábeis em detectar mentiras relacionadas à emoção do que indivíduos sem deficiência de linguagem". Essas habilidades aparentemente levavam tempo para se desenvolver, observaram os pesquisadores, já que não eram evidentes em um paciente poucos meses depois de ter início sua afasia. Esse parecia ser o caso de Pat, que de início estava longe de ter facilidade para interpretar as emoções e intenções dos outros, mas com o passar dos anos tornou-se extraordinariamente competente nessa esfera. Se os afásicos acabam por sobressair-se na compreensão da comunicação não verbal, também podem tornar-se muito hábeis em transmitir do mesmo modo seus próprios pensamentos — e Pat agora começava a caminhar para uma representação consciente e voluntária (e frequentemente inventiva) de seus pensamentos e intenções por mímica.

No entanto, ainda que os gestos e a mímica geralmente sejam poupados na afasia por não possuírem a gramática e a sintaxe da linguagem real, eles não são suficientes: têm apenas condições limitadas de transmitir significados e proposições

---

[3] Em "O discurso do presidente", capítulo de *O homem que confundiu sua mulher com um chapéu*.

complexas (ao contrário de uma verdadeira língua de sinais, como as usadas pelos surdos). Essas limitações costumavam enfurecer Pat, mas uma mudança crucial aconteceu quando sua patologista da fala, Jeannette Wilkens, descobriu que embora Pat não fosse capaz de ler uma sentença, podia reconhecer palavras individualmente (e que, na verdade, seu vocabulário era bem vasto). Jeannette constatara que o mesmo acontecia com outros pacientes afásicos quando começavam a se recuperar, e inventou uma espécie de léxico para eles, um livro de palavras organizadas em categorias de objetos, pessoas e eventos, além de estados de espírito e emoções.

Esses léxicos, Jeannette concluiu, frequentemente funcionavam quando os pacientes estavam com ela em uma sessão individual, porém muitos pacientes afásicos tinham dificuldade de entabular uma conversa com outras pessoas. Talvez timidez, depressão ou incapacidade decorrente de outros problemas de saúde os impedissem de iniciar o contato com as outras pessoas.[4] Nada disso se aplicava a Pat, que toda a vida fora uma pessoa extrovertida e sociável. Ela tinha sempre o livro a seu lado ou no colo, na cadeira de rodas, e assim podia folheá-lo rapidamente com a mão esquerda para encontrar as palavras que desejava. Aproximava-se sem hesitação de uma pessoa, abria o livro na página certa, mostrava-o e indicava o assunto sobre o qual desejava falar.

A vida de Pat expandiu-se em inúmeros aspectos graças à sua "bíblia", como suas filhas chamavam o livro. Logo ela se tornou capaz de conduzir uma conversa na direção que desejava, uma conversa que, de sua parte, se fazia apenas por gestos e mímica — e principalmente com o braço esquerdo, pois o direito continuava paralisado. Mesmo assim, a combinação de gestos e

---

[4] Algumas das extraordinárias habilidades terapêuticas de Wilkens podem estar relacionadas ao fato de ela ser tetraplégica (fraturou o pescoço em um acidente de carro quando tinha dezoito anos) e mesmo assim ter uma vida extraordinariamente rica e sentir um profundo interesse pelas pessoas. Perceber a força moral e a resiliência em uma terapeuta que em certos aspectos era ainda mais incapacitada do que eles inspirava os pacientes de Wilkens a se esforçar mais, por ela e por eles próprios.

mímica com as palavras de seu livro permitiam a ela expressar de modo notavelmente completo e exato suas necessidades e pensamentos.

Ela se tornou uma figura destacada no círculo social do hospital, apesar de não poder se comunicar da maneira usual. Seu quarto virou a sala de bate-papo, e outros pacientes gostavam de aparecer por lá. Pat conversava com as filhas por telefone, "cem vezes por dia", segundo elas, embora as conversas fossem passivas da parte dela, que ficava à espera de perguntas simples às quais pudesse responder "sim" (comunicando o sim com beijos), "não", "tudo bem", ou com ruídos indicando que aprovava, desaprovava ou achava graça.

Em 1996, cinco anos depois do derrame, a afasia receptiva de Pat atenuara-se; ela era capaz de entender parte do que era falado, embora ainda não conseguisse se expressar falando. Podia dizer algumas frases fixas, como "Disponha!" ou "Ótimo!", mas não o nome de objetos conhecidos nem pronunciar uma frase. Ela voltara a pintar, com a mão esquerda, e era um terror nas partidas de dominó — seus sistemas de representação não verbal estavam incólumes. (Há tempos se sabe que a afasia não afeta necessariamente a habilidade musical, a imagética visual e a aptidão mecânica, e Nicolai Klessinger e colegas da Universidade de Sheffield demonstraram que o raciocínio numérico e a sintaxe matemática podem permanecer intactos mesmo em pacientes incapazes de entender ou produzir linguagem gramatical.)

Muitos dizem que não existe mais possibilidade de recuperação de um derrame ou uma lesão cerebral depois de doze ou dezoito meses. Embora em alguns casos isso possa ser verdade, já vi essa generalização não se aplicar a muitos pacientes. E em décadas recentes a neurociência confirmou que o cérebro possui mais capacidades de restauração e regeneração do que antes se acreditava. Há também muito mais "plasticidade", uma maior capacidade de áreas intatas para assumir algumas das funções das áreas lesadas se o dano não for demasiado extenso. E cada indivíduo possui suas capacidades de adaptação, de encontrar modos novos ou diferentes de fazer as coisas quando o modo original deixa de estar disponível. Notei que Pat, mesmo cinco anos depois de ter sofrido o derrame, ainda mostrava um contínuo, embora bem limitado, progresso em suas habilidades receptivas, sua capacidade de entender linguagem.

Ainda assim, apesar de conseguir proferir algumas palavras e de entender palavras isoladas que fossem escritas ou faladas, Pat continuava basicamente privada de uma linguagem organizada e parecia incapaz de "proposicionar" internamente ou para outras pessoas. O filósofo Wittgenstein distinguiu dois métodos de comunicação e representação: "dizer" e "mostrar". Dizer, no sentido de fazer uma proposição, é afirmativo e requer uma estreita associação da estrutura lógica e sintática com o que está sendo afirmado. Mostrar não é afirmativo; apresenta informações diretamente, de um modo não simbólico, mas, como Wittgenstein foi obrigado a admitir, não possui uma gramática ou estrutura sintática básica. (Alguns anos depois de o *Tractatus* de Wittgenstein ter sido publicado, seu amigo Piero Sraffa fez um gesto de estalar os dedos e perguntou: "Qual é a estrutura lógica disso?". Wittgenstein não soube responder.)

Assim como Noam Chomsky revolucionou o estudo da linguagem, Stephen Kosslyn revolucionou o estudo da imagética, e enquanto Wittgenstein escreve sobre "dizer" e "mostrar", Kosslyn fala em modos de representação "descritivos" e "figurativos". Ambos estão disponíveis ao cérebro normal e são complementares, permitindo que usemos ora um, ora outro, e frequentemente os dois juntos. Pat perdera em grande medida sua capacidade de fazer proposições, de afirmar, de descrever, e parecia haver pouca probabilidade de vir a recuperá-los. Mas suas capacidades de representar figurativamente, não afetadas pelo derrame, intensificaram-se muito em reação à sua perda da linguagem. Sua capacidade de interpretar gestos e expressões das pessoas e seu virtuosismo em expressar-se por gestos e mímica constituíam os dois lados — o receptivo e o expressivo — de sua capacidade figurativa.

Pat era a caçula de sete irmãos. Sua numerosa família sempre tivera um papel central em sua vida, ainda mais quando a filha de Lari, Alexa, primeira neta de Pat, nasceu em 1993. Alexa "nasceu no Beth Abraham", diz Lari. Visitava a avó frequentemente, e Pat sempre tinha algum brinquedo ou guloseima especial para ela ("não sei como ela arranjava essas coisas", Lari se espantava). Pat costumava pedir a Alexa que levasse biscoitos a uma amiga lá adiante no corredor, que não podia andar. Alexa e seus dois irmãos mais novos, Dean e Eve, eram fascinados por Pat e gostavam de telefonar para ela quando não podiam visitá-la. Lari achava que tinham um relacionamento muito ativo, muito "normal" com a avó, um relacionamento precioso para todos.

Uma das páginas do livro de Pat continha uma lista de estados emocionais (ela os escolhera em uma lista de palavras preparada por Jeannette, a patologista da fala). Em 1998, quando lhe perguntei qual era seu estado de espírito predominante, ela apontou para "feliz". Havia outros adjetivos na página, como "furioso", "amedrontado", "cansado", "desgostoso", "solitário", "triste" e "entediado" — e ela havia indicado todos eles, ocasionalmente, nos anos anteriores.

Em 1999, quando lhe perguntei a data, ela apontou para "quarta-feira, 28 de julho", meio indignada, talvez, por ser insultada com uma pergunta tão simples. Ela indicou, usando sua "bíblia", que assistira a meia dúzia de musicais e fora a duas galerias de arte nos últimos meses, e que agora que o verão havia chegado iria visitar Lari em Long Island nos fins de semana e, entre outras coisas, nadar. "Nadar?", espantei-me. Sim, indicou Pat; mesmo com o lado direito paralisado, ela era capaz de nadar de lado. Na mocidade fora uma grande nadadora de longa distância, ela indicou. E me contou que estava toda animada porque Lari adotaria um bebê dentro de alguns meses. Surpreendi-me especialmente nessa visita, oito anos após o derrame de Pat, com a plenitude e a riqueza de suas experiências cotidianas e seu voraz amor pela vida em face do que alguém poderia considerar uma lesão cerebral devastadora.

Em 2000 Pat mostrou-me fotos de seus netos. Visitara todos eles na véspera, que fora o feriado de 4 de Julho, e haviam assistido à regata e à queima de fogos na televisão. Estava ansiosa para me mostrar o jornal com uma foto das Williams, as irmãs tenistas, para contar que o tênis fora um de seus esportes favoritos, junto com esqui, equitação e natação. Quando saiu para tomar sol no pátio do hospital, foi de chapéu e óculos escuros e fez questão de que eu notasse suas unhas pintadas.

Em 2002 Pat tornara-se capaz de dizer algumas palavras, recorrendo a músicas bem conhecidas, como "Parabéns a você" e outras, que ela cantava junto com Connie Tomaino, a musicoterapeuta do Beth Abrahams. Pat conseguia captar o sentimento da música e de algumas palavras da letra. Em seguida, durante alguns minutos isso "libertava" sua voz e lhe dava a capacidade de dizer algumas palavras em tom cantado. Ela passou a levar para todo lado um toca-fitas com uma gravação de canções conhecidas, e com elas dava a partida na sua capacidade de linguagem. Fez uma demonstração tocando uma canção que dizia "Oh! Que lindo dia!", cumprimentando-me em seguida com um melodioso "Bom dia, sr. Sacks!", que tinha uma forte ênfase rítmica em "dia".

A musicoterapia é um recurso inestimável para alguns pacientes com afasia expressiva. Eles descobrem que são capazes de cantar e se tranquilizam sabendo que não perderam totalmente a linguagem e que em algum lugar dentro de si ainda têm acesso a palavras. A questão passa a ser, então, se as capacidades de linguagem embutidas na canção podem ser removidas do seu contexto musical e usadas na comunicação. Em alguns casos isso é possível, em grau limitado, reembutindo a letra da música em uma fala cantarolada.[5] Pat, no entanto, não se empolgava muito com esse recurso. Achava que seu verdadeiro virtuosismo estava nas suas habilidades de mímica, na compreensão e uso dos gestos. Nisso ela adquirira uma habilidade e uma intuição próximas da genialidade.

A mimese, representação deliberada e consciente de cenas, pensamentos, intenções etc. por meio de mímica e ações, parece ser uma aquisição especificamente humana, como a linguagem (e talvez a música). Nos grandes primatas, que são capazes de "macaquear" ou arremedar, é ínfima a capacidade de criar repre-

---

[5] Escrevi com mais detalhes sobre musicoterapia para afásicos em um capítulo de *Alucinações musicais*.

sentações miméticas de maneira consciente e deliberada. (Em *Origens do pensamento moderno*, o psicólogo Merlin Donald supõe que uma "cultura mimética" pode ter sido uma etapa intermediária crucial da evolução humana, entre a cultura "episódica" dos antropoides e a cultura "teórica" do homem moderno.) A mimese tem uma representação muito mais extensa e mais forte no cérebro do que a linguagem, e isso talvez explique por que é preservada em muitos pacientes que perderam a linguagem. Essa preservação pode permitir uma comunicação notavelmente rica, ainda mais se for elaborada, intensificada e combinada com um léxico, como fazia Pat.

Pat sempre tivera paixão por comunicar-se (falava 24 horas por dia, contou Dana), e fora a frustração dessa loquacidade que a deixara desesperada e furiosa na chegada ao hospital. Essa mesma paixão foi responsável pela motivação e sucesso em comunicar-se assim que Jeannette lhe deu um empurrãozinho.

As filhas de Pat às vezes se assombravam com sua resiliência. "Como é que não fica deprimida, ela que tem histórico de depressão?", admirava-se Dana. "Como consegue viver assim, eu pensava no começo... Achei que ela se mataria." Dana contou que muitas vezes sua mãe fazia um gesto que parecia significar "Meu Deus, o que aconteceu? O que é isto? Por que estou neste quarto?", como se estivesse tomando consciência mais uma vez do indizível horror do derrame. No entanto, Pat tinha noção de que, em certo sentido, tivera muita sorte, apesar de metade de seu corpo estar paralisada. Tinha sorte porque a lesão em seu cérebro, embora extensa, não lhe minara a força de vontade nem a personalidade, e além disso porque suas filhas se empenharam arduamente desde o início para mantê-la ativa e interessada e tinham recursos para pagar por enfermeiros e terapeutas particulares. E também teve a sorte de encontrar uma patologista da fala que a observou com sensibilidade e atenção e pôde fornecer-lhe uma ferramenta crucial, sua "bíblia", que funcionava tão bem.

Pat continuou ativa e interessada pelo mundo. Era "o xodó da família", nas palavras de Dana, e também da sua ala no hospital. Não perdera a capacidade de cativar ("Ela cativou até o senhor, dr. Sacks", Dana observou), e conseguia pintar um pouco com a mão esquerda. Era grata por estar viva e poder fazer o que fazia, sendo essa a razão, pensava Dana, de seu bom humor e disposição.

Lari expressou uma opinião semelhante. "Parece que o negativismo foi eliminado", ela me disse. "Ela está bem mais coerente, mais grata pela vida e pelos seus dons... e pelas outras pessoas também. Tem consciência de que é privilegiada, mas isso só a torna mais gentil, mais solícita com outros pacientes que fisicamente podem ser menos incapacitados do que ela mas são menos "adaptados" ou "afortunados" ou "felizes". Ela é o oposto da vítima", concluiu Lari. "Realmente se sente abençoada."

Numa fria tarde de sábado acompanhei Dana e sua mãe em uma das atividades favoritas de Pat: fazer compras na avenida Allerton, perto do hospital. Chegamos ao quarto de Pat — abarrotado de plantas, quadros, cartazes, fotos, programas de teatro — e ela já estava à nossa espera, com seu casaco favorito.

Andando pela Allerton, movimentada naquela tarde de fim de semana, vi que metade dos lojistas a conhecia. "Olá, Pat!", diziam quando ela passava em sua cadeira de rodas. Ela acenou para a vendedora da loja de produtos naturais onde comprava seu suco de cenoura, e recebeu um "Oi, Pat!" em resposta. Acenou para uma coreana na lavanderia e lhe jogou um beijo, que foi retribuído. A irmã daquela mulher trabalhava na quitanda, Pat pôde me comunicar. Entramos numa sapataria, e Pat deixou bem claro o que procurava: uma bota forrada de pele para o inverno que se aproximava. "De zíper ou com velcro?", Dana perguntou. Pat não indicou sua preferência, mas moveu a cadeira até a vitrine, decidiu-se e apontou sem hesitar para sua escolhida. "Mas são de amarrar!", Dana estranhou. Pat sorriu e deu de ombros, como quem diz "E daí? Alguém amarra para mim". Ela não esquecia a vaidade: as botas, além de aquecer, tinham de ser elegantes. ("Velcro uma ova!", dizia sua expressão.) Que tamanho? Nove?", Dana indagou. Não, Pat gesticulou dobrando o indicador: oito e meio.

Paramos no supermercado, onde ela sempre faz algumas

compras para si e para outros do hospital. Pat conhecia todos os corredores e logo escolheu duas mangas maduras, uma grande penca de bananas (gesticulando que boa parte destas ela distribuiria), uns sonhos pequenos e, no caixa, três pacotes de bala. (Eram para os filhos de um servente de sua ala no hospital, ela indicou.)

Prosseguimos carregando as compras, e Dana me perguntou aonde eu fora pela manhã. Respondi que comparecera a uma reunião da Associação de Cultivadores de Samambaia do Jardim Botânico de Nova York, e acrescentei: "Adoro plantas". Pat, que entreouviu, fez um gesto abrangente e apontou para si mesma, querendo dizer: "E eu também. Nós dois adoramos plantas".

"Nada mudou depois do derrame", Dana comentou. "Ela continua com todos os seus gostos e paixões de antes... Só que agora", acrescentou com um sorriso, "está tão fissurada que ninguém aguenta!". Pat riu e concordou.

Entramos numa lanchonete. Via-se que Pat não tinha dificuldade com o cardápio. Ela indicou que não queria batatas cozidas, e sim fritas, com torrada integral. Depois da refeição, retocou o batom com capricho. ("Que vaidosa!", Dana exclamou com admiração.) Dana estava em dúvida se poderia levar a mãe em uma viagem de navio. Mencionei os enormes navios de cruzeiro que vira no porto de Curaçau, e Pat, interessada, perguntou, com ajuda do seu livro, se eles zarpavam de Nova York. Tentei desenhar um navio no meu caderno. Pat riu e, com a mão esquerda, desenhou outro muito melhor.

UM HOMEM DE LETRAS

Em janeiro de 2002 recebi uma carta de Howard Engel, escritor canadense conhecido pela série de histórias do detetive Benny Cooperman, em que descrevia um estranho problema. Contou que alguns meses antes acordou certa manhã sentindo-se bem, vestiu-se, preparou o desjejum e foi até a varanda pegar o jornal. Mas o jornal ao pé da porta parecia ter sofrido uma transformação impressionante:

> O *Globe and Mail* de 31 de julho de 2001 parecia o mesmo de sempre, na composição, nas ilustrações, nos cabeçalhos e nas legendas menores. A única diferença era que eu não conseguia mais ler o que estava escrito ali. Eu podia ver que as letras que o compunham eram as 26 letras do alfabeto inglês com as quais eu estava habituado. Só que agora, quando eu as focalizava, ora pareciam cirílico, ora coreano. Seria uma versão servo-croata do meu jornal, feita para exportação? [...] Estaria alguém me pregando uma peça? Tenho amigos bem capazes de coisas assim. [...] Fiquei tentando imaginar alguma gracinha ainda maior para retribuir. Depois pensei na possibilidade alternativa. Verifiquei as páginas internas do jornal, para ver se eram tão estranhas quanto a primeira. Olhei os classificados e os quadrinhos. Também não consegui ler nada. [...]
> O pânico deveria ter me dominado por completo, mas não. Em vez disso, fui tomado por uma calma racional, prática. "Já que não é alguém fazendo uma brincadeira, só posso ter sofrido um derrame".

Junto com essa conclusão veio-lhe a lembrança de um relato que lera alguns anos antes, "O caso do pintor daltônico", de minha autoria.[1] Recordou-se especificamente de que o sr. I., meu paciente, descobriu ser incapaz de ler o boletim de ocorrência sobre um acidente que sofrera e que lhe causara uma lesão na cabeça — via letras de diversos tamanhos e tipos, mas não conseguia decifrá-las, e disse que "pareciam grego ou hebraico". Lembrou também que a incapacidade do sr. I. para ler, sua alexia, durara cinco dias e depois desaparecera.

Howard continuou a testar-se, virando as páginas para ver se as coisas voltariam subitamente ao normal. Depois foi à sua biblioteca, pensando: quem sabe "os livros se comportem melhor do que o jornal". A sala parecia normal, e ele notou que ainda conseguia ver as horas no relógio; mas seus livros, a maioria em inglês, alguns em francês e alemão, eram todos ininteligíveis, e traziam a mesma escrita de aparência "oriental".

Acordou o filho, e os dois tomaram um táxi para o hospital. Pelo caminho, Howard julgou ver "pontos de referência familiares em lugares desconhecidos". Não conseguiu ler o nome das ruas por onde passaram, nem as palavras "Pronto-Socorro" quando chegaram ao hospital, embora reconhecesse de imediato o desenho de uma ambulância na porta. Foi submetido a uma série de exames, e sua suspeita confirmou-se: tivera mesmo um derrame. Uma área limitada das partes visuais do lado esquerdo do cérebro fora afetada, disseram-lhe. Ele recordou mais tarde que se sentiu confuso na hora de responder ao questionário para internação: "Não consegui dizer exatamente qual era minha relação com meu filho... Esqueci meu nome, idade, endereço e uma infinidade de outras coisas".

Howard passou a semana seguinte na ala de neurologia do Hospital Mount Sinai de Toronto. Durante esse período ficou claro que ele tinha outros problemas visuais além da incapacidade de ler: havia um grande ponto cego no quadrante superior direito de seu campo visual, e ele tinha dificuldade para reconhecer cores, rostos e objetos comuns. As dificuldades iam e vinham, ele observou:

---

[1] Publicado em um capítulo de *Um antropólogo em Marte*.

Objetos familiares como maçãs e laranjas de repente me pareciam estranhos, como alguma fruta asiática exótica. Um rambutan. Surpreso, eu me dava conta de que não sabia se tinha nas mãos uma laranja ou um grapefruit, um tomate ou uma maçã. Em geral conseguia distingui-los pelo olfato ou pelo tato.

Ele esquecia frequentemente coisas antes bem conhecidas e acabou por evitar conversas, escreveu, "com medo de esquecer o nome do primeiro-ministro ou de quem escreveu *Hamlet*".

Mas espantou-se ao constatar, graças à dica de uma enfermeira, que ainda era capaz de *escrever*, muito embora não conseguisse ler; ela lhe disse que o termo médico para isso era "alexia sem agrafia". Howard ficou pasmo. Ora, ler e escrever andam juntos; como é que ele podia perder uma coisa e não a outra?[2] A enfermeira sugeriu que tentasse fazer sua assinatura; ele hesitou, mas assim que começou, a escrita pareceu fluir por conta própria; logo em seguida à assinatura ele redigiu duas ou três frases. O ato de escrever pareceu-lhe absolutamente normal, automático, sem esforço como andar ou falar. A enfermeira leu sem problemas o que ele escrevera, mas ele não conseguiu ler uma só palavra. Aos seus olhos, aquilo era a mesma escrita "servo-croata" indecifrável que vira no jornal.

Concebemos a leitura como um ato contínuo e indivisível, e quando lemos prestamos atenção ao significado e talvez à beleza da linguagem escrita, inconscientes dos muitos processos que a possibilitam. Só quando encontramos um problema como o de Howard Engel nos damos conta de que a leitura, na verdade, depende de toda uma hierarquia ou cascata de processos que pode ser interrompida em qualquer ponto.

Em 1890, o neurologista alemão Heinrich Lissauer aplicou o termo "cegueira psíquica" a pacientes que, depois de um der-

---

[2] Lilian Kallir também tinha alexia sem agrafia e continuou a escrever cartas a seus amigos do mundo todo. Mas como sua alexia para palavras evoluiu lentamente no decorrer de anos, ela parece ter-se adaptado sem perceber ao fato de que ler e escrever podiam ser dissociados desse modo.

rame, tornavam-se incapazes de reconhecer visualmente objetos familiares. Os portadores dessa deficiência, agnosia visual, podem ter acuidade visual, percepção cromática, campos visuais e outras capacidades normais, e ainda assim ser incapazes de reconhecer ou identificar o que veem.[3]

A alexia é uma forma específica de agnosia visual, uma incapacidade de reconhecer linguagem escrita. Depois que o neurologista francês Paul Broca identificou em 1861 um centro para as "imagens motoras" das palavras, como ele o designou, e que seu colega alemão Carl Wernicke identificou, alguns anos mais tarde, o centro para as "imagens auditivas" das palavras, pareceu lógico aos neurologistas do século XIX supor que também pudesse haver uma área do cérebro dedicada às imagens *visuais* das palavras — uma área que, se sofresse uma lesão, causaria incapacidade para ler, uma "cegueira para palavras".[4]

Em 1887, a pedido de um colega oftalmologista, o neurolo-

---

[3] O termo hoje em uso, "agnosia visual", foi introduzido por Sigmund Freud no ano seguinte.

[4] A "cegueira para palavras" congênita (que hoje chamamos de dislexia) foi reconhecida por neurologistas nos anos.1880, mais ou menos na mesma época em que Charcot, Déjerine e outros descreveram a alexia adquirida. Muitos consideravam retardadas as crianças com graves dificuldades para ler (e algumas também para escrever, ler música ou fazer cálculos), apesar de inequívocas evidências em contrário. W. Pringle Morgan publicou no *British Medical Journal*, em 1896, um estudo minucioso de um rapaz de catorze anos, inteligente e bem-falante, que tinha enorme dificuldade para ler e soletrar:

> Ao escrever o próprio nome ele errou, grafando "Precy" em vez de "Percy", e só notou o erro depois de mais de uma vez ser alertado. [...] Palavras escritas ou impressas parecem não se imprimir em sua mente, e só depois de soletrá-las laboriosamente ele consegue, pelo som das letras, descobrir o que significam. [...] Ele só consegue reconhecer palavras simples como "e", "o", "de" etc. As outras ele parece nunca recordar, por mais frequentemente que as encontre. [...] O professor que deu aulas para ele durante algum tempo diz que ele seria o aluno mais inteligente da escola se o ensino fosse inteiramente oral.

Hoje é sabido que cinco a dez por cento da população tem dislexia e que, seja devido a uma "compensação", seja simplesmente em razão de sua constituição neurológica diferente, muitos disléxicos têm talentos excepcionais em outras áreas. Esses e muitos outros aspectos da dislexia são analisados em profundidade por Maryanne Wolf em *Proust and the squid: the story and science of the reading brain*, e por Thomas G. West em *In the mind's eye*.

gista francês Joseph-Jules Déjerine examinou um paciente muito inteligente e culto que perdera subitamente a habilidade de ler. Edmund Landolt, o oftalmologista, escreveu uma descrição breve mas vividamente evocativa do paciente, e Déjerine, em seu próprio artigo sobre o assunto, incluiu um longo excerto do texto do colega.

Ambos relataram que, em outubro daquele ano, Oscar C., um homem de negócios aposentado, viu-se de repente incapaz de ler. (Nos dias anteriores tivera alguns breves adormecimentos na perna direita, mas não lhes dera atenção.) Embora fosse impossível ler, o sr. C. não tinha dificuldade para reconhecer as pessoas e objetos à sua volta. Mesmo assim, achando que o problema poderia ser na visão, procurou Landolt, que escreveu:

> C. não consegue nomear nenhuma letra da tabela optométrica. No entanto, afirma que as vê com clareza. Delineia instintivamente o contorno das letras com a mão, porém ainda assim é incapaz de dizer o nome delas. Se lhe for pedido que escreva num papel o que vê, ele consegue, com grande dificuldade, copiar as letras, linha por linha, como se estivesse fazendo um desenho técnico, examinando cuidadosamente cada traço para se assegurar de que está desenhando com exatidão. Apesar desses esforços, continua incapaz de nomear as letras. Ele compara o A com um cavalete, o Z com uma serpente e o P com uma fivela. Está assustado com sua incapacidade de expressar-se. Acha que "enlouqueceu", pois tem plena consciência de que os sinais que não consegue nomear são letras.[5]

Como Howard Engel, o sr. C. era incapaz de ler até as manchetes do jornal, apesar de reconhecê-lo pelo formato como o seu jornal de sempre, *Le Matin*. E como Howard, ele podia escrever sem problema algum:

> Embora ler seja impossível, o paciente [...] consegue redigir fluentemente e sem erro qualquer texto que lhe for ditado. Mas se

---

[5] Esta e outras citações provêm da tradução para o inglês feita por Israel Rosenfield em seu excelente *A invenção da memória*, Rio de Janeiro, Nova Fronteira, 1994.

for interrompido no meio de uma frase que estiver escrevendo [...] ele se confunde e não consegue retomar a escrita. Além disso, se cometer um erro, não é capaz de encontrá-lo [...] Não é capaz de reler o que escreveu. Mesmo as letras isoladas não fazem sentido para ele. Só consegue reconhecê-las [...] traçando seu contorno com a mão. Portanto, é a percepção do movimento muscular que lhe traz o nome da letra. [...] Ele é capaz de fazer somas simples, pois reconhece números com relativa facilidade. No entanto, é muito lento. Lê mal os números, pois não consegue reconhecer o valor de vários números simultaneamente. Quando lhe é mostrado o número 112, ele diz: "é um 1, um 1 e um 2", e só quando escreve o número consegue dizer "cento e doze"[6]

Havia mais algumas anomalias visuais: os objetos pareciam mais baços e um pouco borrados do lado direito e totalmente sem cor. Estas, juntamente com a especificidade da alexia de Oscar C., indicaram a Landolt que o problema básico não estava nos olhos, e sim no cérebro; por isso ele encaminhou o paciente a Déjerine.

O neurologista fascinou-se com o problema do sr. C. e marcou-lhe duas consultas por semana em sua clínica em Paris. Em um monumental artigo escrito em 1892, Déjerine expôs sucintamente suas conclusões neurológicas, e em seguida, em um estilo mais livre, descreveu em linhas gerais a vida do paciente:

---

[6] Israel Rosenfield também comenta que o problema principal de Oscar C. não era apenas reconhecer as letras, mas perceber sua sequência, e afirma que ele também apresentava dificuldade semelhante com a notação numérica. Os números, Rosenfield escreveu, "sempre são lidos do mesmo modo em qualquer contexto. Um *3* é um *três*, quer apareça na frase '3 maçãs' ou 'um desconto de 3 por cento'. Mas [...] o significado de um número em um numeral de vários dígitos depende do lugar em que ele se encontra". Ocorre coisa semelhante com as notas musicais, cujo significado depende do contexto e da localização.
As palavras são semelhantes, continua Rosenfield:

> Mudar uma única letra em uma palavra pode alterar sua pronúncia e seu significado. O que ela significa depende do que a precede e do que a sucede. É a incapacidade de captar essa organização global — na qual estímulos idênticos, letras, têm seu significado constantemente mudado — que caracteriza os pacientes com cegueira verbal. Eles não conseguem organizar os estímulos de um modo que faça sentido com os símbolos.

C passa os dias fazendo longas caminhadas com a esposa. Não tem dificuldade para andar, e todos os dias vai e volta a pé do bulevar Montmartre até o Arco do Triunfo para tratar de seus assuntos fora de casa. Entende o que se passa à sua volta, para defronte a lojas, olha os quadros na vitrine das galerias etc. Somente os cartazes e placas nas lojas continuam para ele a ser como uma coleção de letras. Isso o exaspera, e embora seu problema já dure quatro anos, ele nunca aceitou a ideia de que não é capaz de ler se permanece capaz de escrever. [...] Apesar de pacientes exercícios e muito esforço, ele nunca recuperou a noção das letras e das palavras escritas, tampouco reaprendeu a ler notas musicais.

Apesar disso, Oscar C., que era excelente cantor, ainda podia aprender músicas novas de ouvido e continuava a praticar música em companhia de sua mulher todas as tardes. E ainda apreciava jogar cartas, atividade em que se sobressaía: "Ele é um ótimo jogador, calcula muito bem, prepara as jogadas com bastante antecedência e vence na maioria das vezes". (Déjerine não explicou como o sr. C. era capaz de "ler" as cartas, mas é provável que reconhecesse as imagens icônicas de cada naipe e do valete, dama, rei e ás — exatamente como Howard Engel reconheceu o desenho da ambulância quando chegou ao pronto-socorro. As cartas numéricas do baralho, obviamente, também podem ser reconhecidas por seus padrões.)

Quando Oscar C. morreu depois de um segundo derrame, Déjerine fez a autópsia e encontrou duas lesões no cérebro: uma mais antiga, que destruíra parte do lobo occipital esquerdo e era, ele supôs, a responsável pela alexia do paciente, e uma lesão maior, mais recente, que provavelmente causara sua morte.[7]

É sempre difícil fazer inferências com base na aparência do

---

[7] Em seus poucos dias de vida após o segundo derrame, Oscar C. apresentou também afasia. Dizia uma palavra no lugar de outra ou emitia sons deturpados; dependia de mímica para se comunicar. Sua esposa comentou ("com apreensão") que ele não conseguia mais escrever. Israel Rosenfield, analisando o caso de Déjerine em *A invenção da memória*, supõe que é possível ocorrer alexia sem agrafia, o que é relativamente comum, mas não agrafia sem alexia: "A agrafia é sempre associada à incapacidade de ler". No entanto, foram relatados casos extremamente raros de agrafia isolada, e o debate ainda não está decidido.

cérebro na autópsia. Podemos encontrar áreas com lesão, porém nem sempre é possível descobrir suas diversas conexões com outras áreas do cérebro ou determinar o que controla o quê. Déjerine sabia disso; ainda assim, achou que relacionando um sintoma neurológico específico, a alexia, a uma lesão em uma área cerebral específica, demonstrara, em princípio, a existência no cérebro do que chamou de "centro visual para as letras".

A descoberta dessa área essencial à leitura por Déjerine seria confirmada no decorrer dos cem anos seguintes por numerosos casos semelhantes e laudos de autópsia de pacientes com alexia, independentemente da causa.

Nos anos 1980, exames de tomografia computadorizada e ressonância magnética permitiram visualizar o cérebro vivo de modo imediato e com uma precisão impossível em autópsias (nas quais inúmeras alterações secundárias podem atrapalhar a análise). Usando essa tecnologia, Antonio e Hanna Damásio, e posteriormente outros pesquisadores, puderam novamente confirmar as conclusões de Déjerine e correlacionar sintomas de seus pacientes aléxicos a lesões cerebrais muito específicas.

Alguns anos depois, com o advento da tecnologia de imageamento funcional do cérebro, tornou-se possível visualizar a atividade deste em tempo real, enquanto a pessoa executa tarefas diversas. Um estudo pioneiro baseado em tomografia por emissão de pósitrons (PET), realizado por Steven Petersen, Marcus Raichle e colegas, mostrou as diferentes áreas do cérebro que são ativadas quando uma pessoa lê, ouve, emite e associa palavras. "Pela primeira vez na história, as áreas responsáveis pela linguagem foram fotografadas no cérebro humano vivo", exultou Stanislas Dehaene em seu livro *Reading in the brain*.

Dehaene, psicólogo e neurocientista, especializou-se no estudo dos processos envolvidos na percepção visual, especialmente o reconhecimento e representação de palavras, letras e números. Usando a tecnologia da ressonância magnética funcional (fMRI), que é muito mais rápida e mais sensível do que a PET, Dehaene e seus colegas puderam examinar ainda mais minuciosamente o que ele chama de área de formação visual das palavras ou, mais informalmente, "a caixa de letras do cérebro".

Os estudos de Dehaene (com Laurent Cohen e outros) mostraram que a área de formação visual das palavras pode ser ativada em uma fração de segundo por uma única palavra escrita e que essa ativação inicial, puramente visual, dissemina-se então para outras áreas do cérebro, especialmente os lobos temporais e frontais.

A leitura, evidentemente, não termina com o reconhecimento das formas visuais das palavras. Seria mais exato dizer que é nesse momento que ela começa. A linguagem escrita destina-se a comunicar não apenas o som das palavras, mas também seu significado, e a área de formação visual das palavras tem conexões íntimas com as áreas cerebrais da audição e da fala, com as áreas intelectuais e executivas e também com as áreas úteis à memória e à emoção.[8] A área de formação visual de palavras é um nodo essencial em uma complexa rede cerebral de conexões recíprocas — uma rede que parece existir apenas no cérebro humano.

Escritor prolífico e leitor onívoro, habituado a ler jornais toda manhã e muitos livros por semana, Howard Engel perguntava-se como conseguiria viver com sua alexia, que não dava sinais de desaparecer. Num mundo repleto de placas de trânsito, rótulos impressos, bulas, menus e manuais de instruções para tudo, o dia a dia é uma luta incessante para um aléxico. Mas para Howard a situação era ainda mais desesperadora, pois toda a sua vida e identidade (sem falar no seu ganha-pão) dependiam de sua capacidade de ler e escrever.

---

[8] Kristen Palmer e colegas também demonstraram, com magnetoencefalografia, que a área de formação visual das palavras não trabalha isoladamente; ela é parte de uma rede cerebral muito difusa. De fato, algumas áreas dos lobos temporais e frontais são ativadas por palavras *antes* da área de formação visual de palavras. Esses pesquisadores ressaltam que a disseminação da ativação ocorre em ambas as direções, partindo da área de formação visual de palavras e chegando a ela.

Ainda assim é possível separar o ato de ler do significado — o que eu faço, por exemplo, quando leio um texto religioso em hebraico. Aprendi como é o som das palavras, mas ignoro o que elas significam. Coisa semelhante ocorre com crianças hiperléxicas na pré-escola; essas crianças geralmente são autistas e podem ser capazes de ler fluentemente e sem erros um jornal, mas não compreendem o que leem.

Ser capaz de escrever sem ler poderia servir para uma carta breve ou um memorando, uma ou duas páginas. No entanto, tudo sopesado, ele pensava, era "como se me dissessem que minha perna direita teria de ser amputada, mas que eu poderia ficar com a meia e o sapato". Que esperança ele poderia ter de voltar ao seu trabalho de antes — escrever uma elaborada narrativa de crime e investigação, cheia de intrigas e contraintrigas, fazer todas as correções, revisões e novos rascunhos que um escritor precisa fazer, sem ser capaz de ler? Seria necessário que outros lessem para ele, ou talvez encontrar algum novo software engenhoso que lhe permitisse escanear o que escrevera e obter uma reprodução falada pelo computador. Ambas as soluções envolveriam uma mudança radical da visualidade da leitura, da aparência das palavras na página para um modo de percepção essencialmente auditivo — na verdade, ouvir em vez de ler e, talvez, falar em vez de escrever. Seria isso desejável, ou mesmo possível?

Essa mesma questão se apresentou a outro escritor que veio consultar-se comigo dez anos antes. Charles Scribner Jr., também um literato, era o presidente da editora fundada por seu bisavô nos anos 1840. Aos sessenta anos passou a sofrer de alexia visual, provavelmente em consequência de um processo degenerativo nas partes visuais do cérebro. Era um problema devastador para um homem que publicara, entre outras, a obra de Hemingway — um homem cuja vida girava em torno de ler e escrever.

Como editor de livros, Scribner não tinha muita simpatia pelos audiolivros, introduzidos pouco tempo antes aos consumidores. Mesmo assim, decidiu reconstruir toda a sua vida literária no modo auditivo. Para sua surpresa, isso não se revelou tão difícil quanto ele previra. Ele até começou a gostar de ouvir audiolivros:

> Jamais me ocorrera que os livros falados se tornariam uma parte fundamental da minha vida intelectual e das leituras recreativas. Mas agora acho que já "li" centenas de livros desse modo. Nunca fui um leitor rápido quando menino, apesar de reter o que lia facilmente na memória. Paradoxalmente, quando passei a ler livros gravados, minha velocidade de leitura ficou melhor do que nunca, e minha retenção tão boa quanto antes. Posso dizer com acerto que,

para mim, a descoberta desse modo de leitura foi uma espécie de "abre-te sésamo" para que eu continuasse a desfrutar da literatura.⁹

Como Howard, Scribner preservou a capacidade de escrever, mas se afligia tanto com a incapacidade de ler o que havia escrito que decidiu mudar para o ditado, algo que nunca havia tentado antes. Felizmente essa mudança também foi bem-sucedida: ditar funcionou tão bem que lhe permitiu completar mais de oitenta colunas de jornal e dois extensos relatos sobre sua vida no mundo editorial. "Talvez este seja mais um exemplo de uma deficiência que acaba burilando uma habilidade", escreveu. Com exceção de seus parentes e amigos mais chegados, parecia que ninguém se dava conta de que ele realizava tudo aquilo graças a um modo de trabalhar inteiramente novo.

Seria de esperar, inclusive por parte do próprio Howard, que ele também recorresse a um modo auditivo de "ler" e escrever. No entanto, seu caminho foi outro.

Depois da semana de internação no Hospital Mount Sinai, ele foi transferido para um hospital de reabilitação; ali passou quase três meses estudando a si mesmo, o que era e o que não era capaz de fazer. Descobriu que quando não tentava ler um jornal ou um cartão de alguém lhe desejando melhora, podia esquecer-se da alexia:

> O céu era azul, o sol brilhava nas janelas do hospital, o mundo não se tornara desconhecido de repente. Minha alexia só existia quando eu enfiava a cara num livro. A palavra impressa a trazia à tona e me lembrava de que havia, sim, um problema. E desse modo nasceu a tentação de simplesmente evitar a leitura.

Mas isso, logo percebeu, era inaceitável para ele como leitor e escritor. Os audiolivros podiam servir para outras pessoas, não para ele. Ainda não conseguia sequer reconhecer as letras individualmente, mas estava decidido a voltar a ler.

---

⁹ Quando nos conhecemos, Scribner entregou-me um breve relato que acabara de ditar, descrevendo sua alexia e como ele se adaptara a ela; posteriormente publicou esse texto como posfácio de seu último livro, *In the web of ideas*, de onde extraí as citações.

* * *

Dois meses depois de ter sofrido o derrame, ainda internado no hospital de reabilitação, Howard tinha contínuas dificuldades de reconhecer lugares. Perdia-se dentro do hospital três ou quatro vezes por dia, e só conseguia encontrar seu quarto quando finalmente reconhecia o piso, "pelo modo como a luz entrava no corredor defronte ao elevador". Continuava a apresentar também alguma agnosia para objetos. Mesmo quando voltou para casa depois de três meses, ele comentou, "vivia encontrando latas de atum dentro da lavadora de louça e porta-lápis no freezer".

Com a leitura, porém, Howard notou alguns sinais de melhora: "As palavras já não me pareciam escritas em um alfabeto desconhecido. As letras, em si, tinham a aparência das letras normais do inglês, e não do servo-croata que imaginei depois do derrame".

Existem duas formas de alexia: uma grave, que impede o reconhecimento até das letras individualmente, e outra mais branda, que permite reconhecer letras, mas apenas uma por uma, não simultaneamente como palavras. A essa altura, Howard parecia ter passado à forma mais branda, talvez graças a uma recuperação parcial dos tecidos afetados pelo derrame ou ao uso pelo cérebro de trajetos alternativos (ou talvez até à construção desses trajetos).[10]

---

[10] Lesões cerebrais decorrentes de um derrame ou tumor, assim como de uma doença degenerativa, podem produzir alexia duradoura, mas também é possível ocorrer alexia transitória em consequência de um distúrbio temporário no sistema visual do cérebro, como a enxaqueca. (Essa condição foi descrita por Fleishman *et al.* e Bigley e Sharp, entre outros). Isso me aconteceu certa manhã a caminho de uma consulta. Eu estava dirigindo e subitamente me vi incapaz de ler os nomes das ruas nas placas. Eles me pareciam escritos em estranhos caracteres arcaicos — fenícios, talvez — que eu não conseguia decifrar. Minha primeira hipótese foi a de alguma mudança externa. Nova York é muito usada como cenário de filmes, e as placas de rua "alteradas", presumi, faziam parte de alguma elaborada estrutura cênica. Mas depois uma tremulação ou cintilação ao redor das letras deu-me uma pista: minha alexia era parte de uma aura de enxaqueca, pensei.

Também pode ocorrer alexia em conjunção com epilepsia. Há pouco tempo, uma paciente relatou-me que a leitura (e somente ela) desencadeia suas convulsões epilépticas, mas a primeira manifestação é a alexia. Subitamente as palavras e letras se tornam ininteligíveis, e a paciente reconhece essa situação como os pródromos de um ataque que ocorrerá dali a alguns segundos. Quando ela está sozinha, deita-se no chão e recita o al-

Com essa melhora neurológica, ele pôde, junto com seus terapeutas, desenvolver novos modos de ler. Devagar, laboriosamente, procurava adivinhar as palavras, letra por letra, forçando-se a decifrar o nome de uma rua, de uma loja, uma manchete no jornal. "Palavras conhecidas", ele relatou,

> inclusive meu nome, são blocos de tipos com os quais não tenho familiaridade, e preciso enunciá-las lentamente. Toda vez que um nome reaparece em um artigo ou resenha, é para mim tão estranho quanto da primeira vez que o vi.

Apesar disso, ele persistiu:

> Embora essa não fosse a leitura fluente a que estava habituado, frustrante como o diabo às vezes, eu ainda era um leitor. A bomba que atingiu meu cérebro não conseguiu me transformar em outra coisa. Ler estava arraigado em mim. Eu não podia parar de ler do mesmo modo que não podia parar meu coração. [...] A ideia de ser separado de Shakespeare e companhia me arrasava. Minha vida fora construída lendo tudo o que via pela frente.

Howard adquiriu com a prática um pouco mais de facilidade para ler, embora pudesse demorar vários segundos para decifrar uma única palavra. "Palavras de comprimentos diferentes, como *baú*, *gato* e *hipopótamo*", ele observou, "são processadas na minha cabeça a velocidades distintas. Cada letra acrescentada aumenta o peso que estou tentando erguer". Ler de relance uma página, ler no sentido usual, ainda era impossível, e "todo o processo", ele escreveu, "me deixava indescritivelmente exausto". No entanto, às vezes ele olhava para uma palavra e um par de letras subitamente lhe saltava à vista e era reconhecido — por exemplo, o *bi* no meio do nome do seu editor —, ainda que as letras precedentes e subsequentes permanecessem ininteligíveis. Ele se perguntava se não teria sido assim, "juntando pedaços", que ele aprendera a ler quando criança, se talvez não seria assim

---

fabeto. Ao recobrar a consciência depois do ataque, por cerca de vinte minutos apresenta afasia expressiva e receptiva, incapacidade de falar ou compreender a fala.

o modo como todos nós aprendemos a ler antes de começar a perceber as palavras, e mesmo as sentenças, como um todo. (Pares de letras, e talvez grupos, são particularmente importantes na construção e leitura de palavras, e quer a pessoa esteja aprendendo a ler pela primeira vez ou reaprendendo depois de um derrame, parece ocorrer um progresso natural, começando por ver letras isoladas e passando a ver pares ou sequências de letras. Dehaene e colegas especularam que talvez o cérebro possua neurônios "bigramas" dedicados a esse aprendizado.)

Tornar-se um leitor fluente é uma tarefa difícil que se realiza em vários níveis; para a maioria das crianças, requer anos de prática e ensino (embora uma minoria precoce consiga aprender sozinha e mais cedo que o normal). Em alguns aspectos, Howard estava reduzido ao nível de uma criança na fase inicial da alfabetização. Mas com uma vida inteira de experiência como leitor, ele também podia contornar suas deficiências em certo grau, pois seu vasto vocabulário, seus conhecimentos gramaticais e seu comando literário e idiomático ajudavam-no a adivinhar ou inferir palavras e até sentenças com base em ínfimas pistas.

Qualquer que seja o idioma em que a pessoa lê, ocorre a ativação da mesma área do córtex inferotemporal, a área da formação visual de palavras. Faz relativamente pouca diferença se a língua usa um alfabeto, como o grego ou o inglês, ou ideogramas, como o chinês.[11] Isso foi confirmado por estudos de le-

---

[11] No entanto, existem algumas diferenças. Como salientou Maryanne Wolf, por exemplo, "áreas da memória motora são muito mais ativadas na leitura do chinês do que na de outras línguas, pois é assim que os símbolos chineses são aprendidos pelos leitores jovens: escrevendo repetidamente". E um mesmo leitor pode usar circuitos neurais um tanto diferentes quando lê em línguas distintas.

Há alguns casos de pessoas bilíngues que, depois de sofrer um derrame, perdem a capacidade de ler em uma língua mas não em outra. Essa condição foi estudada especialmente no Japão, onde existem duas formas de língua escrita em uso (em geral ambas as formas são usadas na mesma sentença). O kanji, que possui um conjunto com mais de 3 mil caracteres, deriva de ideogramas chineses. O kana, um sistema silábico que, como o alfabeto, pode representar qualquer som da fala, tem apenas 46 símbolos. Apesar de serem tão diferentes, tanto o kanji como o kana usam a mesma área de formação visual de

sões como os de Déjerine, e por estudos baseados em imagens do cérebro. Além disso, a ideia é reforçada pela observação de distúrbios "positivos" — excessos ou distorções de função produzidos por hiperatividade dessa mesma área. O oposto da alexia, nesse sentido, é a alucinação lexical ou textual, ou letras fantasmas. Pacientes com distúrbios no trajeto visual (em qualquer ponto da retina ao córtex visual) podem ser propensos a alucinações visuais, e Dominic ffytche e colegas estimam que cerca de um quarto desses pacientes sofrem alucinações nas quais veem "texto, palavras isoladas, letras individuais, números ou notas musicais". Essas alucinações lexicais, como descobriram ffytche e colegas, são associadas à ativação perceptível da região occipito-temporal esquerda, especialmente a área de formação visual de palavras — a mesma que, quando lesada, causa alexia.

Portanto, quer examinemos pacientes com alexia, pacientes com alucinações lexicais ou pessoas normais lendo, em qualquer língua, chegamos forçosamente à mesma conclusão: existe, em todo ser humano letrado, uma área no hemisfério dominante — o hemisfério da linguagem —, um sistema neuronal potencialmente disponível para o reconhecimento de letras e palavras (e talvez outras formas de notação visual — matemática ou musical, por exemplo).

Isso introduz uma questão fundamental: por que todos os seres humanos têm esse equipamento inato para ler se a leitura é uma invenção cultural relativamente recente?

A comunicação pela palavra falada — e portanto sua base neural — traz todas as marcas de ter evoluído através dos processos graduais da seleção natural. A anatomia em mudança do cérebro do homem pré-histórico foi descoberta com certo detalhamento com base em moldes endocranianos e outras evidências fósseis, e o mesmo se pode dizer das mudanças no trato vocal. Está claro que a fala começou a desenvolver-se há centenas de milhares de anos. Mas isso não se aplica à leitura, uma vez

---

palavras. Estudos de fMRI por Nakayama e Dahene, contudo, mostram diferenças sutis mas significativas na representação desses alfabetos nessa área cerebral, e foram relatados raros casos de alexia para o kanji mas não para o kana e vice-versa.

que a escrita surgiu há pouco mais de 5 mil anos — tempo insuficiente para que tenha evoluído por seleção natural. Embora a área de formação visual das palavras no cérebro humano pareça ser primorosamente sintonizada com o ato de ler, não pode ter evoluído especificamente para tal propósito. Poderíamos chamar essa questão de problema de Wallace, pois Alfred Russell Wallace (que descobriu a seleção natural independentemente de Darwin) interessou-se a fundo pelo paradoxo das muitas habilidades potenciais do cérebro humano — léxicas, matemáticas etc. — que não teriam utilidade em uma sociedade primitiva ou pré-histórica. Ele achava que embora a seleção natural pudesse explicar o aparecimento de habilidades imediatamente úteis, não podia explicar a existência de capacidades potenciais que só dali a centenas de milhares de anos, com o desenvolvimento de uma cultura avançada, poderiam tornar-se manifestas.

Incapaz de atribuir esses potenciais humanos a algum processo natural, Wallace viu-se coagido a invocar o sobrenatural: Deus deve tê-los implantado na psique humana. Da perspectiva de Wallace, não poderia haver melhor exemplo de um dom divino — uma nova e exclusiva faculdade, aguardando latente a sua hora, à espera da ascensão de uma cultura suficientemente avançada.[12]

Darwin, compreensivelmente, horrorizou-se com tal ideia e escreveu a Wallace: "Espero que não tenhas assassinado completamente a tua criança e a minha". Darwin tinha uma visão mais aberta do processo da seleção natural e adaptação, pois anteviu que as estruturas biológicas poderiam encontrar usos muito diferentes daqueles dos quais haviam originalmente evo-

---

[12] Eis como Wallace se expressou:

> A seleção natural só poderia ter dotado um homem selvagem com um cérebro que fosse superior em uns poucos graus ao de um símio antropoide, mas na realidade o que ele possui é pouquíssimo inferior ao de um filósofo. [...] Parece que o órgão foi preparado de antemão para o futuro progresso do homem, já que contém capacidades latentes que lhe são inúteis em sua condição primitiva.

luído. (Stephen Jay Gould e Elizabeth Vrba chamaram esse tipo de realocação de "exadaptação", em vez de adaptação direta.)[13] Então como foi que surgiu a área de formação visual de palavras no cérebro humano? Será que ela existe no cérebro dos iletrados? Terá ela uma precursora nos cérebros de outros primatas?

Todos nós vivemos em um mundo de visões, sons e outros estímulos, e nossa sobrevivência depende de fazermos uma rápida e acurada interpretação deles. Compreender o mundo à nossa volta tem de ser algo baseado em algum tipo de sistema, algum modo rápido e certeiro de analisar o ambiente. Embora ver objetos, defini-los visualmente, pareça ser instantâneo e inato, constitui na verdade uma tremenda façanha perceptual que requer toda uma hierarquia de funções. Não vemos os objetos como tais; vemos formas, superfícies, contornos e fronteiras, que se apresentam em diferentes luminosidades ou contextos e mudam de perspectiva quando se movimentam ou quando nos movimentamos. Desse caos visual complexo e mutável temos de extrair invariantes que nos permitam inferir ou supor a qualidade do objeto. Não seria econômico supor que existem representações individuais, ou engramas, para cada um dos bilhões de objetos ao nosso redor. A capacidade de combinação precisa ser convocada; precisamos de um conjunto finito ou vocabulário de formas que possa ser combinado de um número infinito de modos, assim como as 26 letras do alfabeto podem ser reunidas (sob determinadas regras ou restrições) para formar quantas palavras ou sentenças forem necessárias a uma língua.

Talvez alguns objetos possam ser reconhecidos logo que nascemos ou pouco depois, por exemplo, os rostos. Afora esses, porém, o mundo dos objetos precisa ser aprendido por meio de experiência e atividade: olhando, tocando, manuseando, correlacionando as impressões dadas pelos objetos com a aparência deles. O reconhecimento visual de objetos depende dos milhões de neurônios do córtex inferotemporal, e nessa área a função neuronal é muito plástica, aberta e altamente responsiva a experiência e treinamento, à educa-

---

[13] Gould apresenta uma fascinante análise do pensamento de Wallace em seu ensaio "A seleção natural e o cérebro", reproduzida em *O polegar do panda*.

ção. Os neurônios inferotemporais evoluíram em função do reconhecimento visual geral, mas podem ser recrutados para outros propósitos — mais notavelmente, a leitura.

Essa realocação de neurônios é facilitada pelo fato de que todos os sistemas (naturais) de escrita parecem ter em comum certas características topológicas com o ambiente, características que nosso cérebro evoluiu para decodificar. Mark Changizi, Shinsuke Shimojo e colegas do Instituto de Tecnologia da Califórnia fizeram uma análise por computador de mais de uma centena de sistemas de escrita antigos e modernos, inclusive sistemas alfabéticos e ideogramas chineses. Mostraram que todos eles, embora sejam geometricamente muito diferentes, têm em comum certas semelhanças topológicas básicas. (Essa assinatura visual não se evidencia em sistemas de escrita artificiais, como a taquigrafia, que privilegiam a velocidade em vez do reconhecimento visual.) Changizi *et al.* encontraram invariantes topológicas semelhantes em um conjunto de cenários naturais, o que os levou a supor que as formas das letras "foram selecionadas para lembrar as conglomerações de contornos encontradas em cenas naturais, recorrendo, assim, aos nossos mecanismos já existentes de reconhecimento de objetos".

A escrita, uma ferramenta cultural, evoluiu fazendo uso da preferência de neurônios inferotemporais por certas formas. "A forma das letras", escreve Dehaene, "não é uma escolha cultural arbitrária. O cérebro restringe a tal ponto a configuração de um sistema de escrita eficiente que há pouca margem para o relativismo cultural. Nosso cérebro primata só aceita um conjunto limitado de formas escritas".[14]

---

[14] As mais antigas línguas escritas usavam símbolos pictóricos ou icônicos, e eles se tornaram cada vez mais abstratos e simplificados. O Egito possuía milhares de hieróglifos, e o chinês clássico continha dezenas de milhares de ideogramas; ler (e escrever) nessas línguas requer muito treinamento e, presumivelmente, a dedicação de uma porção maior do córtex visual. Talvez, sugere Dehaene, seja essa a razão por que a maioria das línguas humanas tendeu a preferir os sistemas alfabéticos.

Entretanto, talvez os ideogramas tenham certos poderes, certas qualidades próprias. Jorge Luis Borges, versado em poesia japonesa, falou em uma entrevista sobre as várias conotações dos ideogramas kanji:

Essa é uma elegante solução para o "problema de Wallace" — na verdade, mostra que o problema *não existe*. A origem da escrita e da leitura não pode ser vista como uma adaptação evolucionária direta. Ela depende da plasticidade do cérebro e do fato de que mesmo no pequeno período de vida de um ser humano, a experiência — a seleção pela experiência — é um agente de mudança tão poderoso quanto a seleção natural. Esta, para Darwin, não proibia desenvolvimentos culturais e individuais em uma escala temporal centenas de milhares de vezes mais rápida do que o desenvolvimento evolucionário — ao contrário, preparava o terreno para eles. Somos letrados não por intervenção divina, mas em virtude de uma invenção cultural e de uma seleção cultural que faz um novo uso, brilhante e criativo, de uma inclinação neural preexistente.

Embora a área de formação visual de palavras seja crucial para o reconhecimento de palavras e letras, muitas outras áreas do cérebro estão envolvidas nos níveis "superiores" da leitura. Esse fato permitia a Howard, por exemplo, inferir palavras a partir do contexto. Mesmo agora, nove anos depois de ter sofrido o derrame, ele é incapaz de reconhecer de relance palavras simples — mas a sua imaginação de escritor não depende apenas de ler.

Enquanto ele ainda estava internado no hospital de reabilitação, um de seus terapeutas sugeriu que ele usasse um "livro de memória" para anotar compromissos e registrar seus pensamentos. Howard, que toda a vida escrevera em seu diário, adorou a ideia. Seu novo livro de memória mostrou-se inestimável, ajudando não só a estabilizar sua ainda errática memória mas também a reforçar sua identidade como escritor:

Os japoneses alcançaram uma sábia ambiguidade em sua poesia. E creio que isso se deve à sua forma particular de escrever, às possibilidades que seus ideogramas oferecem. Cada um, de acordo com suas características, pode ter várias conotações. Por exemplo, a palavra "ouro". Essa palavra representa ou sugere o outono, a cor das folhas ou o pôr do sol em virtude de sua cor amarela.

Eu sabia que não podia mais depender do "band-aid" da memória. Eu podia esquecer uma palavra na segunda parte do que estava dizendo, embora já houvesse usado o termo um momento antes. [...] Aprendi a anotar as coisas no "livro de memória" [no momento em que eu pensava nelas). [...] O livro de memória aumentou minha sensação de estar na direção da minha própria vida. Tornou-se meu companheiro constante: em parte diário, em parte caderno de anotações, além de um livro comum. Os hospitais, em certo grau, favorecem a índole passiva; o livro de memória me devolveu um pedaço de mim mesmo.

Ter um livro de memória o convidava, forçava-o a escrever todo dia, não só para formar palavras e sentenças legíveis, mas também em um nível criativo muito mais profundo. Seu diário sobre a vida no hospital, com suas diversas rotinas e personagens, começou a atiçar sua imaginação de escritor.

Ocasionalmente, Howard podia hesitar quanto à grafia de palavras pouco usuais ou nomes próprios — não conseguia vê-los na imaginação, com o olhar da mente, da mesma maneira que não podia percebê-los quando os tinha impresso diante dos olhos. Desprovido da capacidade de usar imagens mentais, ele tinha de empregar outras estratégias para soletrar. A mais simples delas, descobriu, era escrever uma palavra no ar com o dedo e deixar que o ato motor tomasse o lugar do sensitivo.

O grande neurologista francês Jean-Martin Charcot, em uma conferência que proferiu em 1883 sobre um caso de cegueira para palavras, descreve um paciente que, como Howard, tinha alexia sem agrafia. Charcot escreve o nome do hospital (que o próprio paciente havia escrito antes) e lhe pede que o leia: "[O paciente] é incapaz de fazê-lo no início; mas continua a esforçar-se e, enquanto realiza a tarefa, notamos que ele traça, com a ponta do indicador direito, uma das letras que constituem a palavra, até que, com grande dificuldade, ele diz: 'La Salpêtrière'". Quando Charcot lhe dá para ler o nome de uma rua, o paciente "traça com o dedo no espaço as letras que compõem a palavra, e depois de alguns momentos diz, 'É a Rue d'Aboukir, o endereço do meu amigo'".

O paciente de Charcot progrediu rapidamente na habilidade de "ler" traçando letras no ar, e em três semanas sua velocidade de leitura quase sextuplicara. Ele relatou: "Não sou tão bom em ler um texto impresso quanto em escrever, pois quando escrevo tenho mais facilidade para reproduzir mentalmente a letra com a mão direita, ao passo que é mais difícil para mim reproduzir os caracteres impressos". ("Quando lê textos impressos", Charcot observou, "é conveniente que ele tenha uma caneta na mão".) Concluindo sua conferência, Charcot ressaltou: "Em resumo, podemos dizer que *ele só lê no ato de escrever*".

Portanto, cada vez mais, e muitas vezes inconscientemente, Howard começou a mover as mãos enquanto lia, traçando o contorno das palavras e sentenças ainda ilegíveis para seus olhos. Outra ocorrência notável foi que sua língua começou a mover-se também, traçando as formas das letras nos dentes ou no céu da boca. Isso lhe permitiu ler consideravelmente mais rápido (embora ele ainda pudesse demorar um mês ou mais para ler um livro que antes podia ler numa noite). Assim, por uma extraordinária alquimia sensório-motora, metamodal, Howard estava substituindo a leitura por uma espécie de escrita. Estava, efetivamente, lendo com a língua.[15]

Mais de três meses depois do derrame, Howard teve alta do hospital de reabilitação e voltou para sua casa, mas não a reconheceu totalmente:

A casa parecia ao mesmo tempo estranha e familiar. [...] Era como se um cenário de filme houvesse sido montado a partir de esboços

---

[15] Recentemente, Howard mordeu a ponta da língua enquanto comia e conversava, e por alguns dias ela ficou inchada e dolorida quando era movimentada. Ele contou: "Isso me deixou, por um ou dois dias, novamente analfabeto".

A língua, com sua excepcional sensitividade, possui uma representação sensitiva e motora especialmente vasta no cérebro. Por essa razão, pode ser usada para uma espécie de leitura, como faz Howard. Notavelmente, ela também pode ser usada em dispositivos de substituição sensitiva que podem permitir que um cego "enxergue" (veja o capítulo "O olhar da mente").

da verdadeira casa e seus cômodos. O mais esquisito era o meu escritório. Tive uma sensação estranha ao olhar meu computador. Todo o escritório, onde eu havia escrito vários livros, lembrava-me um diorama num museu. [...] Em anotações num post-it, minha caligrafia me pareceu estranha, desconhecida.

Conseguiria ele usar novamente esse computador estranho, outrora sua principal ferramenta de trabalho? Com a ajuda do filho, e para sua surpresa, ele começou a testar suas antigas habilidades com o computador e logo sentiu que elas retornavam. Mas escrever algo criativo era outra questão. E ler, mesmo sua errática caligrafia, continuava a ser penosamente lento e difícil. Além do mais, ele escreveu depois,

> Eu estivera fora do mundo por meses. Não conseguia mais manter as coisas direito na cabeça. Como pude imaginar que seria capaz de voltar para minha mesa e começar de novo? Eu claramente estava inapto para a ficção. Desliguei o computador e saí para uma longa caminhada.

Entretanto, em certo sentido Howard se mantivera praticando, escrevendo todos os dias, ainda que apenas em seu livro de memória. De início, ele escreveu:

> Não me passou pela cabeça escrever um livro. Isso não só estava muito além das minhas habilidades, mas além da minha imaginação. Mas sem que eu soubesse, outra parte do meu cérebro estava começando a criar um enredo. Imagens começaram a surgir de repente na minha cabeça. Tramas e reviravoltas passaram a rondar minha imaginação. No leito do hospital [eu estivera] [...] trabalhando arduamente, inventando histórias, personagens e situações para o livro que ainda não sabia estar escrevendo.

Decidiu escrever — se pudesse — um novo romance, seguindo o velho conselho de sua mãe:

> *Escreva sobre o que conhece.* [...] E o que eu conhecia agora era minha doença. Conhecia as rotinas do hospital e as pessoas que eu

via lá. Poderia escrever um livro contando como era estar de fora das coisas, passar todo um período deitado de costas, com enfermeiras e médicos ordenando e reordenando meus dias.

Ele reintroduziria seu *alter ego*, o detetive Benny Cooperman, mas seria um Cooperman transformado: o grande detetive acorda numa cama de hospital, com amnésia e alexia. Apesar disso, suas habilidades dedutivas continuam intactas e lhe permitem costurar pistas díspares para descobrir como foi parar ali e o que aconteceu nos misteriosos dias que ele não consegue mais recordar.

Howard entrou em um ritmo acelerado, digitando por horas e horas no computador todos os dias. O problema passou a ser como corrigir e revisar o rascunho, já que ele tinha problemas com a memória de curto prazo e era incapaz de ler do modo normal. Ele empregou vários expedientes usando seu processador de texto, alinhando certos parágrafos, grafando trechos com tamanhos diferentes de fonte, e depois de fazer tudo o que sua capacidade lhe permitira, pediu a seu preparador de texto que lesse todo o livro para ele em voz alta, de modo que ele pudesse gravar na memória sua estrutura geral e reorganizá-lo na mente. Esse processo meticuloso consumiu muitos meses de trabalho árduo, mas suas habilidades de recordar e revisar mentalmente, assim como as habilidades de Lillian Kallir para arranjar mentalmente partituras de piano, aumentaram sem parar com a prática.

Seu novo romance (que ele intitulou *Memory book*) foi publicado em 2005, e não demorou muito foi seguido por outro da série Benny Cooperman e, em 2007, por um relato biográfico, *The man who forgot how to read*. Howard Engel ainda é aléxico, mas encontrou um modo de continuar pertencendo ao mundo literário. O fato de ele ser capaz disso é testemunho de muitas coisas: da dedicação e habilidade de seus terapeutas durante a reabilitação, de sua própria determinação de voltar a ler e da adaptabilidade do cérebro humano.

"Os problemas nunca desapareceram", Howard escreveu, "mas eu me tornei mais esperto para resolvê-los".

CEGUEIRA PARA ROSTOS

É com o rosto que defrontamos o mundo, do instante do nascimento até o da morte. Nele estão impressos nossa idade e sexo. Nossas emoções, as indisfarçadas e instintivas, sobre as quais Darwin escreveu, assim como as reprimidas, que foram descritas por Freud, revelam-se no rosto juntamente com pensamentos e intenções. Embora possamos admirar braços e pernas, seios e nádegas, é sobretudo o rosto que pode ser julgado "belo", em um sentido estético, "bom" ou "distinto", em um sentido moral ou intelectual. E é fundamentalmente pelo rosto que podemos ser reconhecidos como indivíduos. Trazemos no rosto as marcas do que vivenciamos e do nosso caráter; dizem que aos quarenta anos um homem tem o rosto que merece.

Bebês de dois meses e meio respondem com um sorriso a um rosto sorridente. "Quando a criança sorri", escreve Everett Ellinwood, "normalmente leva o humano adulto a interagir com ela — sorrir, falar, pegar no colo —, em outras palavras, a iniciar o processo de socialização. [...] A relação de entendimento recíproco entre mãe e filho só é possível graças ao contínuo diálogo entre rostos." O rosto, para a psicanálise, é o primeiro objeto que adquire sentido e significado visual. Mas será que os rostos pertencem a uma categoria especial para o sistema nervoso?

Desde que me conheço por gente, tenho dificuldade para reconhecer rostos. Quando criança não me preocupava muito com isso, mas na adolescência, em um colégio novo, sofri muitos constrangimentos. Minha frequente incapacidade de reconhecer os colegas deixava-os pasmos, às vezes indignados. Não lhes ocorria (e por que deveria?) que eu tinha uma deficiência perceptual. Geralmente eu reconhecia amigos chegados sem grandes problemas, em especial meus dois melhores amigos, Eric Korn e Jonathan Miller. Mas isso, em parte, era porque eu identificava neles traços especiais: Eric tinha sobrancelhas densas e usava óculos de aro grosso, e Jonathan era alto, desengonçado e tinha uma cabeleira ruiva desgrenhada. Jonathan era um bom observador de posturas, gestos e expressões faciais, e parecia nunca esquecer um rosto. Uma década depois, quando fomos ver as fotos dos tempos de escola, ele ainda podia reconhecer centenas dos nossos colegas, enquanto eu não reconhecia nenhum.

E não era só com rostos. Quando saía para uma caminhada ou um passeio de bicicleta, tinha de fazer exatamente o mesmo percurso, pois sabia que se me desviasse, um mínimo que fosse, no mesmo instante estaria irremediavelmente perdido. Eu queria ser aventureiro, ir a lugares exóticos, mas só podia fazer isso se um amigo me acompanhasse na bicicleta ao lado.

Aos 76 anos, apesar de toda uma vida tentando compensar minha deficiência, continuo com a mesma dificuldade para reconhecer rostos e lugares. Desconcerto-me particularmente quando vejo pessoas fora do contexto, até mesmo se as tiver visto cinco minutos antes. Isso aconteceu certa manhã pouco depois de uma consulta com meu psiquiatra (há vários anos que vou ao consultório dele duas vezes por semana). Poucos minutos depois de eu ter saído da sala, um homem sobriamente vestido me cumprimentou no saguão do edifício. Fiquei intrigado: aquele estranho parecia me conhecer; e então o porteiro se dirigiu a ele pelo nome — era, evidentemente, o meu psiquiatra. (Esse episódio foi tema da nossa seção seguinte. Acho que ele não acreditava totalmente quando eu dizia que meu problema tinha causas neurológicas e não psiquiátricas.)

Poucos meses depois, meu sobrinho Jonathan Sacks veio me visitar. Saímos para uma caminhada — eu morava então em Mount Vernon, Nova York. Começou a chover. "É melhor a gente voltar", Jonathan propôs, mas eu não consegui encontrar minha casa nem minha rua. Depois de duas horas dando voltas, ensopados, ouvi um grito. Era meu senhorio; disse que me vira passar pela casa umas três ou quatro vezes, parecendo não a reconhecer.

Naquele período eu tinha de seguir pela Boston Post Road para ir de Mount Vernon ao hospital em que trabalhava, no Bronx, na avenida Allerton. Embora fizesse aquele trajeto duas vezes ao dia por oito anos, a rua nunca se tornou familiar para mim, nunca reconheci os prédios que a ladeavam, e frequentemente eu entrava na esquina errada, só percebendo o fato quando dava de cara com um dentre dois pontos de referência que eram inconfundíveis até para mim: de um lado, a avenida Allerton, sinalizada por uma grande placa; do outro, a Bronx River Parkway, a grande avenida arborizada que assoma para quem vem da Boston Post Road.

Fazia já uns seis anos que eu trabalhava com minha assistente, Kate, quando combinamos de nos encontrar em um escritório em Midtown para uma reunião com meu editor. Cheguei, disse meu nome à recepcionista, mas não notei que Kate já estava lá, sentada na sala de espera. Depois de uns cinco minutos ela disse, sorrindo: "Olá, Oliver. Eu estava aqui me perguntando quanto tempo você demoraria para me reconhecer".

Festas, inclusive as minhas, são um desafio. (Mais de uma vez Kate pediu a meus convidados para usarem crachá.) Já fui acusado de ser "desligado", o que é sem dúvida verdade. Mas acho que uma parte significativa do que chamam de minha "timidez", "reclusão", "inépcia social", "excentricidade" ou até "síndrome de Asperger" é consequência e interpretação equivocada da minha dificuldade de reconhecer rostos.

Essa dificuldade se estende não só às pessoas que me são mais chegadas, mas até a mim mesmo. Em várias ocasiões, por exemplo, pedi desculpas porque quase trombei com um grandalhão barbudo e então me dei conta de que o grandalhão barbudo era eu, refletido no espelho. A situação oposta ocorreu certa vez num restaurante com mesas ao ar livre. Sentado a uma mesa na calçada, olhei para a vidraça na janela e me pus a ajeitar a barba, como tenho hábito de fazer. Percebi então que o que eu pensava ser meu reflexo não estava ajeitando a barba e olhava para mim com estranhamento. Havia, sim, um sujeito de barbas grisalhas do outro lado da vidraça, e ele provavelmente se perguntava por que raios eu estava me arrumando diante dele.

Kate costuma alertar as pessoas a respeito desse meu probleminha. Já vai dizendo às visitas: "Não pergunte se ele se lembra de você, pois ele dirá que não. Apresente-se dizendo seu nome e quem é". (E, para mim, pede: "Não diga apenas não — é rude, magoará as pessoas. Diga 'Desculpe, tenho uma enorme dificuldade para reconhecer pessoas. Não reconheceria nem a minha própria mãe'".[1])

Em 1988 conheci Franco Magnani, o "artista da memória", e nos dois anos seguintes passei semanas com ele conversando sobre suas pinturas e sua vida, e até viajamos juntos para visitar o vilarejo onde ele cresceu. Quando finalmente submeti um artigo sobre ele à *New Yorker*, Robert Gottlieb, na época editor-chefe da revista, leu o texto e deu seu parecer: "Ótimo, fascinante — mas como é a *aparência* dele? Pode acrescentar alguma descrição?". Rebati essa pergunta incômoda (e para mim irrespondível) retrucando: "Que importa a aparência dele? O artigo é sobre sua obra".

"Nossos leitores vão querer saber", Bob replicou. "Precisam formar uma imagem dele."

"Vou ter de perguntar a Kate", falei. Bob me olhou com estranheza.

Eu supunha simplesmente que tinha muita dificuldade para reconhecer rostos, enquanto meu amigo Jonathan tinha grande facilidade, que isso estava no limite da variação normal e que ele e eu estávamos nos extremos opostos de um espectro. Mas então viajei para a Austrália para visitar meu irmão mais velho, Mar-

---

[1] Isso é exagero — eu não tinha dificuldade para reconhecer meus pais ou meus irmãos, embora não fosse tão bom quando se tratava dos demais membros da minha numerosa parentela e às vezes ficasse totalmente perdido vendo fotografias deles. Eu tinha dezenas de tios e tias, e quando publiquei minhas memórias, *Tio Tungstênio*, escolhi para a edição de capa dura uma fotografia de outro tio, pensando que fosse o Tio Tungstênio. Minha família, zangada e perplexa, protestou: "Como pôde cometer um erro assim? Eles não são nada parecidos um com o outro". (Corrigi o erro na edição em brochura.)

cus, que por 35 anos eu vira só muito raramente. Descobri que ele tinha exatamente a mesma dificuldade de reconhecer rostos e lugares. Foi quando comecei a perceber que isso estava um pouco fora da variação normal: nós dois tínhamos uma característica específica, chamada prosopagnosia, provavelmente com uma base genética distinta.[2]

Acabei percebendo de vários modos que havia outros como eu. O encontro de duas pessoas com prosopagnosia, em especial, pode ser complicadíssimo. Alguns anos atrás escrevi a um colega elogiando seu novo livro. Sua assistente telefonou a Kate para agendar um encontro, e as duas combinaram para nós um jantar no fim de semana em um restaurante do meu bairro.

"Talvez haja um problema", Kate avisou. "O dr. Sacks não consegue reconhecer ninguém."

"Com o dr. W. é a mesma coisa", replicou a assistente dele.

"E tem mais", Kate acrescentou, "o dr. Sacks não é capaz de encontrar restaurantes ou outros lugares; ele se perde com muita facilidade. Às vezes não consegue encontrar nem o prédio onde mora."

"Sim, com o dr. W. é a mesma coisa", comentou a assistente.

Acabamos, sei lá como, conseguindo nos encontrar e desfrutar da companhia um do outro nesse jantar. Mas ainda não tenho ideia da aparência do dr. W., e ele provavelmente também não me reconheceria.

Esses exemplos até parecem cômicos, mas às vezes são devastadores. Pessoas com prosopagnosia grave podem ser incapazes de reconhecer o cônjuge ou de identificar seu próprio filho em um grupo.

Jane Goodall também tem um certo grau de prosopagnosia. Seu problema estende-se ao reconhecimento de chimpanzés. Ela

---

[2] Nossos outros dois irmãos pareciam ter capacidade normal de reconhecimento de rostos. Meu pai, que era clínico geral, era um homem muito sociável e conhecia centenas de pessoas, sem falar nos seus milhares de pacientes. Já minha mãe tinha uma timidez quase patológica. Seu círculo de pessoas íntimas era pequeno, só a família e colegas de trabalho, e ela ficava extremamente constrangida em meio a muita gente. Analisando hoje, não posso deixar de conjecturar que sua "timidez", em parte, decorresse de uma leve prosopagnosia.

diz que muitas vezes não consegue distinguir um chimpanzé pelo rosto. Assim que passa a conhecê-lo bem, a dificuldade desaparece. Com sua família e amigos ela também não tem dificuldade de reconhecimento. No entanto, conta: "Tenho uma dificuldade tremenda quando se trata de pessoas com rosto "comum". [...] Preciso procurar por alguma verruga ou coisa assim. Fico muito embaraçada! Posso passar um dia inteiro com alguém e não reconhecer essa pessoa no dia seguinte".

Ela diz que também tem problemas para reconhecer lugares. "Só mesmo quando tenho muita familiaridade com o trajeto é que sei onde estou. Preciso olhar em volta e procurar pontos de referência bem conhecidos para encontrar meu caminho de volta. Isso era um grande problema na floresta, e eu frequentemente me perdia".

Em 1985 publiquei "O homem que confundiu sua mulher com um chapéu", um relato sobre o caso do dr. P., que passara a sofrer de gravíssima agnosia visual. Ele se tornou incapaz de reconhecer rostos ou expressões faciais. Além disso, não podia identificar e nem ao menos categorizar objetos; por exemplo, era incapaz de reconhecer uma luva, de perceber que ela era um artigo de vestuário ou que se assemelhava a uma mão. Uma ocasião, confundiu a cabeça de sua mulher com um chapéu.

Depois que a história desse meu paciente foi publicada, comecei a receber cartas de pessoas que comparavam suas dificuldades de reconhecer lugares e rostos com as do dr. P. Em 1991, Anne F. escreveu-me descrevendo seu caso:

> Creio que três pessoas na minha família imediata têm agnosia visual: meu pai, uma irmã e eu. Cada um de nós tem características em comum com o dr. P., porém não no mesmo grau, espero. A mais notável delas, que todos temos, é a prosopagnosia. Meu pai, um homem que fez uma bem-sucedida carreira no rádio aqui no Canadá (ele tem um talento especial para imitar vozes), foi incapaz de reconhecer sua mulher em uma fotografia recente. Numa festa de casamento, pediu a um estranho que identificasse o homem

sentado ao lado de sua filha (era o meu marido, e na época estávamos casados havia cinco anos).

Em várias ocasiões já passei direto pelo meu marido, olhando seu rosto, sem reconhecê-lo. No entanto, não tenho dificuldade para reconhecê-lo em situações ou lugares onde espero vê-lo. Também consigo reconhecer as pessoas imediatamente assim que elas começam a falar, mesmo se tiver ouvido a voz delas uma única vez muito tempo atrás.

Ao contrário do dr. P., acho que sou capaz de interpretar bem as pessoas no nível emocional. [...] Não tenho o grau de agnosia para objetos comuns que o dr. P. tinha. [Contudo], como o dr. P., sou totalmente incapaz de fazer uma representação topográfica do espaço. [...] Não tenho memória para o lugar onde ponho as coisas, a menos que codifique verbalmente a localização. Assim que um objeto deixa minhas mãos, cai da borda do mundo em um vazio.

Enquanto Anne F. parece ter prosopagnosia e agnosia topográfica de base familiar ou genética, outros podem adquiri-las (ou outras formas de agnosia) em consequência de um derrame, tumor, infecção ou traumatismo — ou, como o dr. P., de uma doença degenerativa como a de Alzheimer — que ocasione lesão em uma parte específica do cérebro. Joan C., outra correspondente, era um caso raro: tivera um tumor cerebral no lobo occipital direito quando bebê, que foi removido quando ela estava com dois anos de idade. Parece provável, embora seja difícil estabelecer com certeza, que sua prosopagnosia resulte ou do tumor ou da cirurgia. Sua incapacidade de reconhecer rostos frequentemente é mal interpretada pelas pessoas. "Já me chamaram de mal-educada, desligada ou (segundo um psiquiatra) portadora de distúrbio psiquiátrico", ela disse.

Continuei a receber cartas e mais cartas de pessoas com prosopagnosia ou agnosia topográfica e tive então certeza de que o "meu" problema visual não era incomum e sem dúvida afetava muita gente no mundo inteiro.

O reconhecimento de rostos é crucial para os humanos, e a grande maioria de nós consegue identificar milhares de rostos individualmente, ou reconhecer com facilidade os rostos familiares em uma multidão. É necessário uma habilidade especial para fazer tais distinções, e ela é quase universal não só nos humanos mas também em outros primatas. Mas então como as pessoas com prosopagnosia se arranjam?

Nas últimas décadas aumentou muito nosso conhecimento sobre a plasticidade do cérebro: como uma parte ou sistema cerebral pode assumir as funções de uma área deficiente ou lesada. Mas isso não parece ocorrer com a prosopagnosia ou com a agnosia topográfica; essas geralmente são deficiências vitalícias que não se atenuam conforme a pessoa avança em anos. Portanto, quem sofre de prosopagnosia precisa ser engenhoso, inventivo, encontrar estratégias, modos de contornar sua deficiência: reconhecer pessoas por um nariz incomum ou uma barba, pelos óculos ou pelo modo especial de se vestir.[3] Muitos prosopagnósicos reconhecem as pessoas pela voz, postura ou modo de andar; além disso, obviamente o contexto e a expectativa são fundamentais: esperamos ver alunos na escola, colegas no escritório e assim por diante. Tais estratégias, conscientes e inconscientes, tornam-se tão automáticas que pessoas com prosopagnosia moderada podem permanecer ignorantes do quanto seu reconhecimento facial realmente é ruim e se espantam quando isso lhes é revelado em testes (por exemplo, com fotografias que omitem pistas auxiliares como cabelos ou óculos).[4]

Eu, por exemplo, sou incapaz de reconhecer determinado rosto de relance, mas posso reconhecer várias coisas *relacionadas* a um rosto: um nariz grande, um queixo proeminente, so-

---

[3] Uma reação impressionante e criativa à cegueira para rostos — a palavra "compensação" parece inadequada — é a do artista Chuck Close, famoso por seus gigantescos retratos de rostos. Por toda a vida ele sofreu de grave prosopagnosia. Mas acredita que isso teve um papel fundamental na formação de sua visão artística singular. Em suas palavras: "Não sei quem é quem e essencialmente não tenho memória alguma para as pessoas no espaço real, mas quando as achato numa fotografia consigo gravar essa imagem na memória, de certo modo; tenho quase uma espécie de memória fotográfica para coisas planas".

[4] Ocorre coisa semelhante com graus mais brandos de cegueira para cores ou de cegueira estereoscópica. A pessoa pode não ter consciência dessas "deficiências" e considerar-se normal até que o problema seja revelado, por exemplo, durante um exame oftalmológico de rotina ou no exame para tirar carta de habilitação.

brancelhas grossas, orelhas de abano. Traços assim tornam-se marcadores que me permitem reconhecer pessoas. (Acho que, por razões semelhantes, tenho mais facilidade para reconhecer uma caricatura do que um retrato ou uma fotografia simples.) Sou razoavelmente bom para avaliar idade e gênero, embora mesmo nessas áreas eu já tenha cometido algumas gafes embaraçosas. Sou muito melhor em reconhecer pessoas pelo modo como elas se movimentam, seu "estilo motor". E ainda que não consiga reconhecer rostos específicos, sou sensível à beleza de um rosto e às suas expressões.[5]

Evito conferências, festas e grandes reuniões tanto quanto possível, pois sei que elas me trarão ansiedade e situações constrangedoras, decorrentes não só de não reconhecer pessoas que

---

[5] Uma ocasião, quando eu estava sendo entrevistado no rádio a respeito de *O homem que confundiu sua mulher com um chapéu*, um ouvinte telefonou e disse: "Também não consigo reconhecer minha mulher". (E acrescentou que isso lhe acontecia porque ele estava com um tumor no cérebro.) Combinei um encontro para conhecer Lester C. e descobrir outros detalhes do seu caso.

Embora Lester houvesse criado várias estratégias para reconhecer pessoas, segundo ele me contou, afligia-se com sua incapacidade de avaliar a beleza nos rostos. Antes do tumor, ele disse, "sabia apreciar as garotas". Agora precisava julgar a beleza indiretamente, usando sete critérios (cor dos olhos, forma do nariz, simetria etc.) e atribuindo uma nota de um a dez a cada um deles. Desse modo ele podia construir, em suas palavras, um "histograma mental" para a beleza. Mas logo constatou que esses histogramas não funcionavam e às vezes contrastavam ridiculamente com a avaliação direta ou intuitiva da beleza como a que ele outrora fazia.

A maioria das pessoas com prosopagnosia permanece sensível a expressões faciais, percebendo de imediato se alguém está feliz ou triste, se é hostil ou amistoso, ainda que não consiga identificar seu rosto. O inverso também ocorre: Antonio Damasio descreveu pacientes com lesão na amígdala (uma parte do cérebro crucial para a percepção e o sentimento das emoções) que têm dificuldade para "ler" rostos, avaliar suas expressões emocionais, apesar de reconhecerem rostos normalmente. Isso também pode ocorrer com alguns autistas. Temple Grandin, que tem síndrome de Asperger, diz: "Posso reconhecer expressões básicas no rosto de uma pessoa, mas não capto indicações sutis. Eu não sabia que as pessoas faziam pequenos sinais com os olhos até ler sobre isso no livro *Mindblindness*, de Simon Baron-Cohen, quando tinha cinquenta anos". (Embora Temple seja uma "pensadora visual" e possa visualizar facilmente complexos problemas de engenharia, parece não ser melhor nem pior do que a média na visualização de rostos.)

A dificuldade para fazer contato social pode ser um problema central na esquizofrenia, e Yong-Wook Shin *et al.* obtiveram resultados preliminares que indicam que esquizofrênicos têm dificuldade não só para ler expressões faciais mas também para reconhecer rostos.

conheço bem, mas também de cumprimentar estranhos como se fossem velhos amigos. (Como muitos prosopagnósicos, evito saudar as pessoas pelo nome, para não dizer o nome errado, e dependo de outros para me salvarem de gafes monumentais.) Tenho muito mais facilidade para reconhecer os cachorros do meu bairro (pois possuem formas e cores características) do que meus vizinhos. Por exemplo, quando vejo passar uma moça com um cão da raça rhodesian ridgeback, percebo que é a moradora do apartamento pegado ao meu. Se avistar uma senhora com um golden retriever amistoso, sei que é aquela que mora no fim do meu quarteirão. Mas se eu topar com qualquer uma dessas mulheres sem que ela esteja com seu cachorro, será como passar por uma estranha.

A ideia de que "a mente" — uma coisa imaterial, etérea — podia incorporar-se em um pedaço de carne, o cérebro, era intolerável ao pensamento religioso seiscentista. Daí o dualismo de Descartes e outros. Mas os médicos, observando os efeitos de derrames e outros danos ao cérebro, muito tempo atrás já suspeitavam de que as funções da mente e do cérebro eram associadas. Em fins do século XVIII, o anatomista Franz Joseph Gall supôs que todas as funções mentais surgiam do cérebro — e não da "alma", como muitos imaginavam, nem do coração ou do fígado. Ele visualizou no cérebro uma coleção de 27 "órgãos", cada um responsável por uma faculdade moral ou mental. Entre essas faculdades, segundo Gall, estavam as que hoje chamamos de funções perceptuais, como as sensações das cores e sons, de faculdades cognitivas, como a memória, a aptidão mecânica ou a fala e linguagem, e até as características "morais" como amizade, benevolência ou orgulho. Por essas ideias heréticas, ele foi exilado de Viena e acabou indo para a França revolucionária onde, ele esperava, uma perspectiva mais científica poderia ter acolhida.[6]

---

[6] Decidido a encontrar algum correlato objetivo, Gall foi além e tentou medir e correlacionar a personalidade e as faculdades morais de indivíduos com a forma e as protuberâncias do crânio, usando um método que ele chamou de "cranioscopia". Um de

O fisiologista Jean-Pierre Flourens decidiu investigar a teoria de Gall removendo fatias do cérebro em animais vivos, principalmente pombos. Não conseguiu encontrar nenhum indício que correlacionasse áreas específicas do córtex com faculdades específicas (talvez porque as ablações tenham de ser extremamente delicadas e precisas, especialmente no minúsculo córtex dos pombos). Por isso, Florens supôs que as deficiências cognitivas que seus pombos apresentavam conforme ele removia mais pedaços do córtex refletiam apenas a quantidade de córtex removido, e não sua localização, e inferiu que o que se aplicava às aves também se aplicaria a seres humanos. O córtex, ele concluiu, era equipotencial, tão homogêneo e indiferenciado quanto o fígado. "O cérebro secreta pensamentos como o fígado secreta bile", Florens comparou, não totalmente por gracejo.

A concepção do córtex equipotencial apresentada por Florens dominou o pensamento científico até o advento dos estudos de Paul Broca nos anos 1860. Broca fez autópsias em muitos pacientes com afasia expressiva e mostrou que todos eles tinham lesões limitadas ao lobo frontal do lado esquerdo. Em 1865 ele pôde fazer sua famosa afirmação "falamos com o hemisfério esquerdo", e a ideia de um cérebro homogêneo e indiferenciado pareceu ser posta de lado.

Broca julgou que havia localizado um "centro motor para as palavras" em uma parte específica do lobo frontal esquerdo, hoje denominada área de Broca.[7] Isso parecia prometer um novo tipo

---

seus alunos, Johan Spurzheim, popularizou essa ideia sob o nome de "frenologia", uma pseudociência que recebeu grande atenção no começo do século XIX e influenciou as teorias de Lombroso sobre a fisiognomia criminosa. O trabalho de Spurzheim e Lombroso caiu em descrédito há tempos, mas a ideia de Gall acerca da localização no cérebro teve impacto duradouro.

[7] Em 1869, Hughlings Jackson debateu essa questão com Broca; para ele, "localizar o dano que destrói a fala e localizar a fala são coisas diferentes". De modo geral se considera que Jackson perdeu o debate, mas ele não foi o único a fazer ressalvas. Freud, em seu livro *Interpretação das afasias* [tradução de Portugal], de 1891, supôs que o uso da linguagem demandava muitas áreas interligadas no cérebro e que a área de Broca era apenas um nodo em uma vasta rede cerebral. O neurologista Henry Head, em seu monumental tratado *Aphasia and kindred disorders of speech*, publicado em 1926, deblaterou contra os "fazedores de diagramas", como ele chamou os afasiologistas do século XIX. Head tinha, como Hughlings Jackson e Freud, uma visão muito mais holística da fala.

de localização, uma genuína correlação de funções neurológicas e cognitivas com centros específicos no cérebro. A neurologia avançou confiantemente, identificando diversos "centros": o centro motor para palavras de Broca, foi seguido pelo centro auditivo para palavras de Wernicke, e pelo centro visual para as palavras de Déjerine, todos no hemisfério esquerdo, o hemisfério da linguagem, e ainda por um centro de reconhecimento visual no hemisfério direito.

Mas embora nos anos 1890 fosse reconhecida a agnosia visual de um tipo geral, pouco se sabia sobre a existência de agnosia para categorias visuais específicas como rostos ou lugares, ainda que autoridades como Hughlings Jackson e Charcot já houvessem descrito agnosias específicas para rostos e lugares decorrentes de lesão nas áreas posteriores do hemisfério direito. Em 1872, Jackson descreveu um paciente que, em seguida a um derrame nessa região, perdeu a capacidade de "reconhecer lugares e pessoas. Em dado momento ele não reconheceu sua mulher [...] e quando se afastou de casa não encontrou o caminho de volta". Charcot, em 1883, apresentou um relato de um paciente que tivera capacidades excepcionais de formar imagens mentais e memorizar, mas as perdeu subitamente. Esse homem, relatou Charcot, "não consegue recordar nem mesmo seu próprio rosto. Recentemente, em uma galeria pública, seu caminho pareceu ser barrado por uma pessoa a quem ele estava prestes a pedir desculpas, mas era apenas sua própria imagem refletida em um espelho".

Apesar disso, mesmo em meados do século xx, muitos neurologistas duvidavam que o cérebro possuísse áreas de reconhecimento de categorias específicas. Talvez isso tenha contribuído para retardar a identificação da cegueira para rostos, a despeito das evidências de casos clínicos.

Em 1947, Joachim Bodamer, neurologista alemão, descreveu três pacientes que eram incapazes de reconhecer rostos mas não tinham outras dificuldades de reconhecimento. Bodamer achou que essa forma de agnosia acentuadamente seletiva requeria um nome especial, tendo sido ele a cunhar o termo "prosopagnosia"; julgou também que uma perda assim específica devia implicar que existia no cérebro uma área distinta para o reconhecimento de rostos. Essa ideia tem sido debatida desde então: existe um sistema especial dedicado apenas ao reconhecimento de rostos, ou será o reconhecimento de rostos simplesmente uma função de um sistema de reconhecimento visual mais geral? Macdonald Critchley, escrevendo em 1953, criticou duramente o artigo de Bodamer e a própria ideia da cegueira para rostos. "Não parece plausível", ele escreveu, "que o rosto humano ocupe uma categoria perceptual diferente de todos os outros objetos no espaço, animados e inanimados. Pode haver algum atributo de tamanho, forma, coloração ou motilidade que distinga um rosto humano dos demais objetos de forma a impossibilitar a identificação?".

Mas em 1955 o neurologista inglês Christopher Pallis publicou um estudo primorosamente detalhado e documentado sobre seu paciente A. H., engenheiro de uma mina de carvão galesa. Esse paciente escreveu um diário e pôde, assim, fornecer a Pallis uma descrição bem articulada e perceptiva do que lhe aconteceu. Uma noite, em junho de 1953, A. H. aparentemente sofreu um derrame. Ele se sentiu "subitamente mal depois de alguns drinques em seu clube". Pareceu estar confuso e foi levado para casa; puseram-no na cama, ele dormiu mal. De manhã, ao acordar, descobriu seu mundo visual completamente transformado, como relatou a Pallis:

> Saí da cama. Minha mente estava lúcida, mas eu não conseguia reconhecer o quarto. Fui ao banheiro. Tive dificuldade para me localizar e reconhecer o lugar. Voltando ao quarto para me deitar, percebi que não o reconhecia, ele me parecia um lugar estranho.
> Eu não via cores, só conseguia distinguir objetos claros dos escuros. Depois descobri que todos os rostos eram iguais. Eu não conseguia distinguir minha mulher das minhas filhas. Mais tarde, tive de esperar que minha mulher ou minha mãe falassem para reconhecê-las. Minha mãe tem oitenta anos.
> Vejo os olhos, o nariz e a boca muito claramente, mas eles não fazem sentido. Parecem todos traçados a giz, como num quadro--negro.

Sua dificuldade não se limitava a reconhecer pessoas na vida real:

> Não consigo reconhecer pessoas em fotografias, nem a mim mesmo. No clube, vi um estranho me encarando e perguntei a um funcionário quem era. Você vai rir de mim: era eu mesmo, olhando no espelho. [...] Tempos depois fui a Londres e estive em vários cinemas e teatros. Não entendi coisa alguma dos enredos. Nunca sabia quem era quem. [...] Comprei alguns exemplares [das revistas] *Men Only* e *London Opinion*. Não pude apreciar as fotografias, como antes. Eu era capaz de decifrar os assuntos pelos detalhes, mas assim não tinha graça. É preciso entender tudo de relance.

A. H. tinha outros problemas visuais: um pequeno defeito em um canto de seu campo visual, dificuldade transitória para ler, total incapacidade de perceber cores e dificuldade para identificar lugares. (Ele inicialmente tivera algumas sensações esquisitas do lado esquerdo também — um certo "peso" na mão e uma sensação de "picada" no dedo mínimo e no canto esquerdo da boca.) Mas não apresentava agnosia para objetos: era capaz de distinguir figuras geométricas, desenhar objetos complexos, montar quebra-cabeças e jogar xadrez.

Desde a época de Pallis, foi feita a autópsia de vários pacientes com prosopagnosia. Aqui os dados são claros: praticamente todos os que passaram a apresentar prosopagnosia, independentemente da causa, tinham lesão no córtex de associação visual direito, em particular na parte inferior do córtex occipito-temporal; quase sempre existia lesão em uma estrutura chamada giro fusiforme. Esses resultados de autópsia foram corroborados nos anos 1980 quando se tornou possível visualizar o cérebro de pacientes vivos com exames de tomografia computadorizada e ressonância magnética. Também nesse caso, os pacientes prosopagnósicos apresentaram lesões na que veio a ser chamada de "área facial fusiforme". (A atividade anormal na área facial fusiforme também foi correlacionada com alucinações de rostos, como demonstrado por Dominic ffytche e colegas.) Nos anos 1990 esses estudos de lesões foram complementados por exames de ressonância magnética funcional, visualizando o cérebro de pessoas enquanto elas olhavam figuras de rostos, lugares e objetos. Esses estudos funcionais demonstraram que olhar rostos ativa a área facial fusiforme muito mais acentuadamente do que olhar as outras imagens do teste.

Quem primeiro demonstrou que neurônios individuais nessa área podiam demonstrar preferências foram Charles Gross e colegas, em 1969. Eles usaram eletrodos no córtex ínfero-temporal de macacos. Gross encontrou células que respondiam acentuadamente à visão de uma pata de macaco — mas também, menos intensamente, a uma variedade de outros estímulos, entre os quais uma mão humana. Subsequentemente, Gross encontrou células com preferência relativa por rostos.[8]

Nesse nível puramente visual, os rostos são distinguidos como configurações, em parte mediante a detecção das relações geométricas entre olhos, nariz, boca e outros traços (como concluíram Freiwald, Tsao e Livingstone).[9] Mas não há preferência,

---

[8] Boa parte do que hoje temos por certo em neurociência não estava nada claro quando Gross começou esse trabalho. Mesmo em fins dos anos 1960, muitos acreditavam que o córtex visual não se estendia muito além da sua principal localização nos lobos occipitais (hoje sabemos que ele se estende). Considerava-se improvável, absurdo até, que a representação e o reconhecimento de categorias específicas de objetos — rostos, mãos etc. — pudessem depender de neurônios individuais ou grupos de neurônios; Jerome Lettvin gracejou com essa ideia em seu famoso comentário sobre a "célula da vovó". Assim, pouquíssima atenção foi dada às primeiras conclusões de Gross, e só nos anos 1980 elas foram confirmadas e ampliadas por outros estudos.

[9] Diferentes células, eles escrevem, são

> seletivas para diferentes partes da face e interações de diferentes partes, e inclusive uma mesma célula pode ter uma resposta máxima para diferentes combinações de partes faciais. Portanto, não existe um único gabarito para detectar a forma de um rosto. [...] Essa diversidade de sintonização com os traços fornece ao cérebro um rico vocabulário para descrever rostos e mostra como um espaço paramétrico alto-

nesse nível, para rostos individuais; rostos genéricos de caricaturas podem gerar as mesmas respostas que rostos reais.

O reconhecimento de rostos ou objetos específicos só é obtido em um nível cortical superior, na área multimodal do lobo temporal medial, que possui ricas conexões recíprocas não só com a área facial fusiforme mas também com outras áreas úteis para a associação sensorial, a emoção e a memória. Christof Koch, Itzhak Fried e colegas demonstraram que células na área multimodal do lobo temporal medial apresentam notável especificidade, respondendo apenas, por exemplo, a imagens do presidente da república, de aranhas, do edifício Empire State ou de uma personagem do desenho *Os Simpsons*. Unidades neurais específicas também podem responder à audição ou leitura de um nome de pessoa ou objeto; por exemplo, em um paciente, um conjunto de neurônios respondeu acentuadamente a fotografias da Sidney Opera House e também à sequência de letras "Sydney Opera", mas não aos nomes de outros pontos de referência, como "Torre Eiffel".[10]

Neurônios do lobo temporal medial são capazes de codificar representações de rostos individuais, pontos de referência ou objetos, de modo que possam ser facilmente reconhecidos em um ambiente mutável. Tais representações podem ser construídas com rapidez, em menos de um ou dois dias depois da exposição a um indivíduo desconhecido.

Embora esses estudos usem registros de eletrodos de neurônios isolados, cada uma dessas células está conectada a milhares de outros neurônios, os quais, por sua vez, estão ligados a outros milhares. (Além disso, algumas células individuais podem responder a mais de um indivíduo ou objeto.) Assim, na realidade a resposta de uma única célula representa o ápice de uma imensa pirâmide computacional, talvez recorrendo a inputs diretos ou

---

-dimensional pode ser codificado mesmo em uma pequena região do [córtex ínfero-temporal].

[10] Koch, Fried e colegas publicaram muitos artigos sobre seu estudo; destacam-se, aqui, Quiroga *et al.* 2005 e 2009.

indiretos do córtex visual, auditivo ou tátil, áreas de reconhecimento de texto, áreas de memória e emoção etc.

Nos humanos, alguma habilidade de reconhecer rostos está presente já ao nascer ou pouco depois. Aos seis meses de vida, como demonstrado em um estudo de Olivier Pascalis e colegas, bebês são capazes de reconhecer uma ampla variedade de rostos individuais, inclusive de outras espécies (nesse estudo foram usadas imagens de macacos). Aos nove meses, porém, os bebês tornam-se menos hábeis no reconhecimento de rostos de macaco, a não ser que tenham sido continuamente expostos a eles. Já aos três meses, bebês estão aprendendo a reduzir seu modelo de "rostos" àqueles aos quais são frequentemente expostos. A implicação desse trabalho para os humanos é profunda. Para um bebê chinês criado em seu próprio meio étnico, os rostos caucasianos podem, relativamente, "parecer todos iguais" e vice-versa.[11] Um conhecido meu, que tem prosopagnosia, nasceu e foi criado na China, estudou em Oxford e morou por décadas nos Estados Unidos. Apesar disso, ele diz: "rostos europeus são os mais difíceis. Todos me parecem iguais". Parece haver uma habilidade para reconhecer rostos que é inata e, podemos presumir, geneticamente determinada, e essa capacidade ganha foco no primeiro ou segundo ano de vida, de modo a nos tornar especialmente hábeis em reconhecer os tipos de rostos que temos maior probabilidade de encontrar. Nossas "células faciais", já presentes desde o nascimento, necessitam de experiência para se desenvolver plenamente.

Com muitas outras capacidades, como a visão estereoscópica e a habilidade linguística, ocorre o mesmo: existe alguma predisposição ou potencial determinado pela genética, mas ele requer estimulação, prática, um ambiente rico e incentivo para que se desenvolva por completo. A seleção natural pode ocasionar a predisposição inicial, mas a experiência e a seleção pela experiência são necessárias para a plena realização de nossas capacidades cognitivas e perceptuais.

---

[11] Yoichi Sugita ressalta, no entanto, que essa redução é facilmente reversível pela experiência, pelo menos durante a infância.

O fato de muitas pessoas com prosopagnosia (mas não todas) também terem dificuldade para reconhecer lugares sugeriu a alguns estudiosos que o reconhecimento de rostos e lugares é mediado por áreas distintas mas adjacentes. Outros supõem que ambos sejam mediados por uma única zona que talvez seja mais orientada para rostos em uma ponta e para lugares na outra.

O neuropsicólogo Elkhonon Goldberg, entretanto, questiona toda essa ideia sobre centros ou módulos distintos e inatos no córtex cerebral. Em sua opinião, em níveis corticais superiores a organização talvez se dê sobretudo em gradientes, nos quais áreas cuja função é desenvolvida pela experiência e treinamento podem coincidir ou converter-se gradualmente uma na outra. Em seu livro *The new executive brain*, ele aventa que o princípio de gradientes é uma alternativa evolucionária ao princípio de módulos, uma alternativa que permitiria um grau de flexibilidade e plasticidade impossível a um cérebro organizado de modo puramente modular.

Embora a modularidade possa ser característica do tálamo — um conjunto de núcleos com funções fixas, inputs e outputs fixos — uma organização gradiental é mais característica do córtex cerebral, argumenta Goldberg, e se torna cada vez mais proeminente conforme subimos do córtex sensitivo primário para o córtex de associação e chegamos ao nível mais elevado, o córtex frontal. Portanto, modularidade e gradientes podem coexistir e complementar-se mutuamente.

Muitas pessoas com prosopagnosia, mesmo quando sua principal queixa é de cegueira para rostos, têm dificuldade para reconhecer outras coisas específicas. Orrin Devinsky e Martha Farah salientaram que alguns prosopagnósicos são incapazes de distinguir uma pera de uma maçã, por exemplo, ou um pombo de um corvo, embora consigam reconhecer corretamente a categoria geral das "frutas" e "aves". Joan C. descreveu um problema semelhante: "Não reconheço caligrafia do mesmo modo que não reconheço rostos. Ou seja, posso ser capaz de identificar uma amostra de caligrafia reconhecendo alguma característica saliente ou vendo-a no contexto, mas fora isso, esqueça. Já deixei de reconhecer minha própria letra".

Alguns pesquisadores aventaram que a prosopagnosia não é puramente um problema de cegueira para rostos, e sim um aspecto de uma dificuldade mais geral para distinguir objetos individuais de qualquer classe, seja ela de rostos, de carros, aves ou qualquer outra coisa.

Isabel Gauthier e colegas da Universidade Vanderbilt testaram um grupo de especialistas em carros e um grupo de observadores de pássaros, comparando-os com um grupo de sujeitos normais. Constataram que a área facial fusiforme era ativada quando todos os grupos olhavam para figuras de rostos. Além disso, era ativada nos especialistas em carros quando lhes era pedido para identificar veículos específicos, e nos observadores de pássaros quando tinham de identificar aves específicas. A área facial fusiforme é sintonizada principalmente para o reconhecimento facial, mas parte dela, ao que parece, pode ser treinada para distinguir outros tipos de objetos individuais. (Poderíamos pensar, então, que se um observador de pássaros ou de carros por infelicidade passasse a sofrer de prosopagnosia, também perderia a facilidade para identificar aves ou carros.)

O cérebro é mais do que uma coleção de módulos autônomos, cada um deles crucial para uma função mental específica. Cada uma dessas áreas funcionalmente especializada tem de interagir com dezenas ou centenas de outras, e sua integração total cria algo como uma orquestra imensamente complexa com milhares de instrumentos, uma orquestra que rege a si mesma, com uma partitura ou repertório sempre em mudança. A área facial fusiforme não trabalha isolada; ela é um nodo vital em uma rede cognitiva que se estende do córtex occipital à área pré-frontal. A cegueira para rostos pode ocorrer mesmo com uma área facial fusiforme intacta se houver lesão nas áreas faciais occipitais inferiores. E pessoas com prosopagnosia moderada, como Jane Goodall e eu, podem, após repetidas exposições, aprender a identificar os indivíduos que nos são mais conhecidos. Isso talvez ocorra porque estejamos usando diferentes trajetos para fazê-lo, ou talvez, com treinamento, possamos fazer melhor uso de nossa área facial fusiforme relativamente fraca.

Fundamentalmente, o reconhecimento de rostos depende não só da habilidade de analisar os aspectos visuais de um rosto — seus traços particulares e sua configuração global — e compará-los a outros, mas também da capacidade de evocar as memórias, experiências e sentimentos associados a esse rosto. O reconhecimento de lugares ou rostos específicos, como salientou Pallis, anda em companhia de um sentimento específico, uma sensação de associação e significado. Enquanto o reconhecimento puramente visual de rostos é mediado pela área facial fusiforme e suas conexões, a familiaridade emocional é mediada em um nível superior, multimodal, onde existem íntimas conexões com os hipocampos e a amígdala, áreas dedicadas à memória e à emoção. Por isso, A. H., depois do derrame, perdeu não só a capacidade de identificar rostos mas também sua sensação de familiaridade; cada rosto e cada lugar parecia novo para ele, sempre, mesmo se fosse visto vezes sem conta.

O reconhecimento é baseado no conhecimento, e a familiaridade, no sentimento, mas um não traz o outro. Cada qual possui uma base neural distinta, e eles podem ser dissociados; assim, embora ambos sejam perdidos juntos na prosopagnosia, é possível ter familiaridade sem reconhecimento ou reconhecimento sem familiaridade em outras condições. O primeiro caso ocorre no *déjà-vu* e também na "hiperfamiliaridade" para rostos descrita por Devinsky. Um paciente nessas condições pode ter a sensação de que "conhece" todo mundo dentro do ônibus ou na rua e falar com eles como se fossem velhos amigos, apesar de perceber que conhecer toda essa gente é impossível. Meu pai sempre foi muito sociável e era capaz de reconhecer centenas ou até milhares de pessoas, mas sua sensação de "conhecer" gente tornou-se exagerada, talvez patológica, à medida que ele se aproximou da casa dos noventa. Ele ia a concertos no Wigmore Hall em Londres e, durante os intervalos, dirigia-se a qualquer pessoa próxima, perguntando: "Eu conheço você?".

O oposto ocorre com portadores da síndrome de Capgras,

para quem o rosto das pessoas, embora seja reconhecido, não pode mais gerar uma sensação de familiaridade emocional. Como um marido, uma esposa ou um filho não transmitem aquela cálida sensação especial de familiaridade, diz o paciente com essa síndrome, essas pessoas não podem ser reais — têm de ser impostores engenhosos, imitações. Pessoas com prosopagnosia têm uma percepção intuitiva de que sua dificuldade de reconhecimento provém do cérebro. Em contraste, os portadores da síndrome de Capgras mantêm uma convicção irredutível de que eles próprios são perfeitamente normais enquanto a outra pessoa é totalmente, ou até misteriosamente, errada.

Os casos de prosopagnosia adquirida, como A. H. ou o dr. P., são relativamente raros. A maioria dos neurologistas provavelmente atende um ou dois desses pacientes, se tanto, em toda a sua carreira. Já a prosopagnosia congênita (ou, como alguns a chamam, prosopagnosia "desenvolvimental"), é muito mais comum, e no entanto a maioria dos neurologistas não a reconhece. Heather Sellers, que toda a vida teve prosopagnosia, escreveu sobre isso em 2007 num ensaio autobiográfico: "Eu não conseguia reconhecer os filhos do meu marido. [...] abraçava o homem errado no mercado, pensando que fosse [meu marido]. [...] Meus colegas permaneciam inidentificáveis depois de uma década. [...] Eu vivia me apresentando aos vizinhos". Quando consultou separadamente dois neurologistas sobre essas queixas, ambos disseram que nunca haviam visto esse problema antes, e que ele era "raríssimo".[12]

---

[12] Apesar de ser pouco familiar aos médicos atuais, a prosopagnosia congênita entrou na literatura médica em 1844, quando o médico inglês A. L. Wigan descreveu um de seus pacientes:

> Um senhor de meia idade [...] queixou-se de sua total incapacidade para lembrar rostos. Conversava com uma pessoa durante uma hora, mas passado um dia não era capaz de reconhecê-la. Não tinha sequer a noção de alguma vez ter visto amigos com quem fazia negócios. Como seu trabalho requeria cultivar as boas graças do público, sua vida tornou-se um sofrimento atroz por causa dessa calamitosa deficiência, e seu tempo dividia-se entre indignar pessoas e pedir desculpas. Ele

Um eminente neurologista que escreveu sobre agnosia visual confessou-me que até recentemente nunca ouvira falar de prosopagnosia congênita. No entanto, isso não é de todo surpreendente, pois em geral quem tem prosopagnosia congênita não consulta neurologistas sobre seu "problema", assim como quem tem cegueira para cores desde o nascimento não se queixa disso ao oftalmologista. A pessoa é assim, e pronto.

Mas Ken Nakayama, de Harvard, que estuda a percepção visual, há tempos suspeitava que a prosopagnosia é relativamente comum, apesar de relativamente pouco relatada. Em 1999 ele e seu colega Brad Duchaine, do University College em Londres, começaram a usar a internet para procurar pessoas que têm cegueira para rosto. Tiveram um retorno impressionante. Agora estão estudando vários milhares de indivíduos com prosopagnosia congênita em graus que vão do brando ao totalmente incapacitante.[13]

Embora os prosopagnósicos congênitos não tenham grandes lesões no cérebro, um estudo recente de Lucia Garrido e colegas mostrou que eles apresentam mudanças sutis mas distintas nas áreas cerebrais de reconhecimento de rostos. A deficiência tende a ser familial: Duchaine, Nakayama e colegas descreveram uma família na qual o problema afeta dez membros — os pais e sete dos oito filhos (o oitavo não pôde ser testado), além de um tio materno. Claramente existem fortes determinantes genéticos em atuação nesse caso.

Nakayama e Duchaine analisaram a base neural do reconhecimento de rostos e lugares, trazendo-nos novos conhecimentos e noções em todos os níveis, do genético ao cortical. Também estudaram os efeitos psicológicos e as consequências sociais da prosopagnosia desenvolvimental e da agnosia topográfica: os problemas

---

era praticamente incapaz de formar uma imagem mental de qualquer coisa, e só quando ouvia a voz conseguia reconhecer homens com quem tratava constantemente. [...] Esforcei-me em vão para convencê-lo de que reconhecer essa deficiência seria a melhor maneira de eliminar o lamentável efeito de afastar amigos que ela acarretava. Mas ele estava decidido a escondê-la, se possível, e não pude convencê-lo de que ela não dependia unicamente dos olhos.

[13] Informações sobre esse estudo encontram-se em seu website, www.faceblind.org.

especiais que essas deficiências podem criar para um indivíduo em uma cultura social e urbana complexa.

A variação parece estender-se também em uma direção positiva. Russell, Duchaine e Nakayama descreveram "super-reconhecedores", pessoas com extraordinária habilidade para reconhecer rostos, inclusive algumas que parecem ter memórias indeléveis de praticamente todos os rostos que já viram. Alexandra Lynch, uma de minhas correspondentes, descreveu sua habilidade impressionante de reconhecer pessoas:

> Ontem aconteceu de novo. Eu estava indo para o metrô no Soho quando identifiquei alguém a uns cinco metros de distância (de costas, conversando em particular com um amigo) como um homem que eu conhecia ou que já vira antes. Era Mac, um *marchand* velho amigo da família. Eu o vira pela última vez (brevemente) dois anos antes, em uma inauguração na cidade. Acho que, além de termos sido apresentados há uns bons dez anos, nunca falei com ele.
>
> Essa é uma característica essencial da minha vida: vejo alguém de relance e, sem um verdadeiro esforço, *clique*! Situo seu rosto — sim, é aquela moça que nos serviu vinho num bar de East Village no ano passado (novamente em um bairro diferente e à noite, e não de dia). É verdade que adoro gente, humanidade e diversidade [...] mas que eu saiba não faço nenhum esforço para gravar as feições de balconistas de sorveteria, vendedores de sapatos e amigos de amigos de amigos. Um mínimo pedacinho de rosto, ou o modo de andar de uma pessoa a dois quarteirões de distância podem pôr minha mente para funcionar em busca de uma identificação.

Os super-reconhecedores, escrevem Russell *et al.*, "são aproximadamente tão bons quanto muitos prosopagnósicos [congênitos] são ruins", ou seja, são cerca de dois ou três desvios-padrões acima da média, enquanto os prosopagnósicos mais graves apresentam habilidades de reconhecimento facial dois ou três desvios-padrões abaixo da média. Portanto, a diferença entre os melhores reconhecedores de rostos e os piores dentre nós é comparável à que existe entre pessoas com QI 150 e pessoas com QI 50, enquanto as demais ocupam todos os níveis intermediários. Como ocorre em qualquer curva normal, a imensa maioria situa-se em algum ponto no meio.

Estima-se que a prosopagnosia congênita severa atinge no mínimo 2% da população — 6 milhões de pessoas só nos Estados Unidos. (Uma porcentagem muito maior, talvez 10%, situa-se notavelmente abaixo da média na identificação de rostos mas não apresenta deficiência totalmente incapacitante.) Para essas pessoas, que têm dificuldade para reconhecer marido, esposa, filhos, professores e colegas, ainda não existe um reconhecimento oficial nem a compreensão do grande público.

Isso contrasta com a situação de outra minoria neurológica, os 5% ou 10% da população que sofre de dislexia. Educadores e outros mostram-se cada vez mais conscientes das dificuldades especiais, e em muitos casos dos talentos especiais, que as crianças disléxicas podem ter, e começam agora a beneficiá-las com estratégias e recursos educacionais.

Por enquanto, as pessoas com vários graus de cegueira para rostos têm de depender de sua própria engenhosidade e de estratégias particulares, começando por educar os outros sobre seu problema insólito mas não raro. A prosopagnosia vem sendo cada vez mais um tema de livros, sites e grupos de apoio onde as pessoas com cegueira para rostos ou agnosia topográfica podem trocar ideias sobre seus problemas e, não menos importante, compartilhar estratégias para reconhecer rostos e lugares quando seus mecanismos usuais "automáticos" estão comprometidos.

Ken Nakayama, que está contribuindo notavelmente para ampliar o conhecimento científico da prosopagnosia, também tem experiência pessoal nesse assunto e pôs o seguinte aviso em seu escritório e em seu site:

> Em razão de problemas visuais recentes e de uma leve prosopagnosia, estou tendo mais dificuldade para reconhecer pessoas que devo conhecer. Por gentileza, ajude-me dizendo seu nome quando nos encontrarmos. Muito obrigado.

STEREO SUE

Quando Galeno, no século II, e Leonardo, treze séculos depois, observaram que as imagens recebidas pelos dois olhos eram um tanto diferentes, nenhum deles avaliou totalmente a importância dessa disparidade. Foi somente no início dos anos 1830 que Charles Wheatstone, um jovem médico, começou a suspeitar que, embora o cérebro fundisse essas imagens de algum modo automático e inconsciente, as discrepâncias entre as duas imagens retinianas eram na verdade cruciais para a misteriosa habilidade que o cérebro tem de gerar a sensação de profundidade.

Wheatstone confirmou sua conjectura com um método experimental tão simples quanto brilhante. Fez pares de desenhos de um objeto sólido como ele é visto das perspectivas ligeiramente diferentes dos dois olhos e criou um instrumento que usava espelhos para assegurar que cada olho visse apenas seu próprio desenho. Chamou o instrumento de estereoscópio, termo derivado do grego que significa "visão sólida". Quando se olhava pelo estereoscópio, os dois desenhos planos fundiam-se e produziam um único desenho tridimensional no espaço.

(Não precisamos de um estereoscópio para ver em profundidade estereoscópica; para a maioria das pessoas é relativamente fácil aprender a "fundir livremente" esse tipo de desenhos, simplesmente divergindo ou convergindo os olhos. Por isso, é estranho que a estereopsia não tenha sido descoberta séculos antes: Euclides ou Arquimedes poderiam ter desenhado diagramas estereoscópicos na areia, como observou David Hubel, e descoberto a estereopsia no século III a.C., mas isso, pelo que sabemos, não ocorreu.)

A fotografia foi inventada apenas alguns meses depois da publicação do artigo de Wheatstone descrevendo seu estereoscópio, em 1838, e logo as fotografias estereoscópicas tornaram-se muito populares.[1] A rainha Vitória foi presenteada com um estereoscópio após admirar um exemplar na Grande Exposição do Palácio de Cristal; depois disso, nenhuma sala de visitas vitoriana estava completa sem um desses aparelhos. Com o desenvolvimento de estereoscópios menores e mais baratos, de impressões fotográficas mais fáceis de obter e até de salas especiais para ver imagens estereoscópicas, poucas pessoas na Europa ou América deixavam de ter acesso a instrumentos estereoscópicos em fins do século XIX.

Em fotografias estereoscópicas era possível ver os monumentos de Paris e Londres e grandes paisagens naturais como as cataratas do Niágara ou os Alpes em toda a sua majestade e profundidade, com tal verossimilhança que dava às pessoas a sensação de pairar sobre as cenas reais.[2]

Em 1861, Oliver Wendell Holmes (que inventou o popular

---

[1] O nome de Wheatstone é mais comumente associado à invenção da ponte de Wheatstone, um instrumento usado para medir a resistência elétrica. Porém, como muitos outros cientistas eminentes do século XIX, ele também tinha grande interesse pela base física da percepção. Todos esses "filósofos naturais" (hoje os chamaríamos de físicos), recorrendo a engenhosos experimentos, contribuíram para compreendermos como os olhos e o cérebro constroem nossas percepções de profundidade, movimento e cor; eles contribuíram também para o desenvolvimento tecnológico da fotografia estereoscópica, cinemática e em cores.

Michael Faraday, além de seus estudos sobre o eletromagnetismo, contribuiu para a criação de instrumentos zootrópicos que mostravam aos olhos uma série de desenhos em rápida sucessão, demonstrando que a uma velocidade crítica essas imagens podiam ser fundidas pelo cérebro para criar a sensação de movimento.

James Clerk Maxwell fascinou-se com a hipótese de Thomas Young de que a retina possuía três, e apenas três, receptores de cor distintos, cada qual responsivo à luz de determinado comprimento de onda (aproximadamente correspondentes a vermelho, verde e azul). Ele elaborou um elegante teste para essa hipótese, fotografando um arco colorido através de filtros vermelho, verde e violeta e projetando as três fotografias através de seus respectivos filtros. Quando as três imagens monocromáticas foram perfeitamente sobrepostas, a imagem apareceu de súbito em sua totalidade de cores.

[2] Em meados dos anos 1850 uma subespecialidade da fotografia estereoscópica, a

Visor Estéreo Holmes), em um de vários artigos sobre estereoscópios publicados na revista *Atlantic Monthly*, discorreu acerca do prazer especial que as pessoas pareciam ter com essa mágica ilusão de profundidade:

> Deixar de fora os objetos circundantes e concentrar toda a atenção [...] produz uma exaltação onírica [...] na qual parece que deixamos nosso corpo para trás e, como espíritos desencarnados, adentramos uma cena desconhecida após outra.

Obviamente, há muitos outros modos de avaliar a profundidade além da visão estereoscópica: a oclusão de objetos distantes por objetos mais próximos, a perspectiva (o fato de que linhas paralelas reais convergem conforme se afastam de nós e os objetos distantes parecem menores), as sombras (que delineiam a forma dos objetos), a perspectiva "aérea" (o ar intermediário faz objetos mais distantes parecerem borrados e azulados), e o mais importante: a paralaxe do movimento — a aparência mutável de relações espaciais conforme nos movemos pelo mundo. Todas essas informações, atuando juntas, podem dar uma sensação de realidade, espaço e profundidade. Mas o único modo de realmente *perceber* a profundidade — vê-la, em vez de avaliá-la — é a estereoscopia binocular.[3]

Na casa onde morei quando menino, na Londres dos anos 1930, tínhamos dois estereoscópios: um modelo grande e antiquado de madeira, no qual eram postas lâminas de vidro, e um menor, portátil, onde víamos fotografias estereoscópicas impressas em papelão. Também possuíamos livros de anáglifos bicolores — fotografias estereoscópicas impressas em vermelho e

---

estereopornografia, já estava bem estabelecida, embora fosse de um tipo muito estático, já que os processos fotográficos usados na época requeriam exposições prolongadas.

[3] Há uma situação em que dois olhos não ajudam, como aprendi por dolorosa experiência. Quando eu era menino, sempre havia no quintal de casa um varal. Como ele atravessava todo o campo visual horizontalmente, tinha a aparência idêntica para ambos os olhos, e eu nunca era capaz de avaliar a que distância ele se encontrava. Tinha de me aproximar com cuidado, pois ele ficava a pouca altura, mais ou menos a mesma do meu pescoço. Às vezes eu me esquecia, passava correndo e trombava com ele, quase me estrangulando.

verde que deviam ser vistas com óculos dotados de uma lente vermelha e a outra verde, o que efetivamente restringia cada olho a ver apenas uma das imagens.

Assim, quando aos dez anos eu me apaixonei pela fotografia, evidentemente quis fazer meus pares de fotos estereoscópicas. Isso era fácil, bastava mover a câmera horizontalmente por pouco mais de seis centímetros entre as exposições, imitando a distância entre os dois olhos. (Eu ainda não possuía uma câmera estereoscópica de duas lentes, que registrava simultaneamente os pares estereoscópicos.)

Depois de ler sobre como Wheatstone explorou efeitos telescópicos exagerando ou revertendo a disparidade entre duas imagens, também comecei a fazer experimentos desse tipo. Tirei fotos com separações cada vez maiores entre elas, e então fiz um hiperestereoscópio, usando um tubo de papelão de aproximadamente um metro de comprimento com quatro espelhinhos. Dessa maneira eu podia, na prática, transformar-me numa criatura de olhos muito separados. Podia olhar através do meu hiperestereoscópio objetos muito distantes, como a cúpula da Catedral de Saint Paul, que normalmente é vista no horizonte como um semicírculo achatado, e vê-la em toda a sua rotundidade, projetada na minha direção. Também construí experimentalmente um "pseudoscópio", que transpunha as visões dos dois olhos revertendo em certo grau o efeito estereoscópico e fazia objetos distantes parecerem mais próximos do que os objetos que estavam perto, e até transformava rostos em máscaras ocas. Isso, obviamente, contradizia o senso comum, assim como as outras indicações de profundidade dadas pela perspectiva e pela oclusão: algumas imagens ficavam mudando repetidamente de convexas para côncavas, provocando uma sensação esquisita e desnorteante, advinda do esforço do cérebro para conciliar duas hipóteses rivais.[4]

---

[4] Richard Gregory, que por muitos anos estudou ilusões visuais, afirmou que as percepções eram, na verdade, hipóteses perceptuais (assim como, nos anos 1860, Hermann von Helmholtz chamou-as de "inferências inconscientes"). Gregory era um entusiasta da estereoscopia. Costumava mandar cartões de Natal estereoscópicos a seus amigos. Apesar disso, surpreendeu-se quando lhe falei sobre ver rostos como máscaras ocas. Ele pensava que, com um objeto tão familiar e crucial como um rosto, as probabili-

Depois da Segunda Guerra Mundial entraram em voga novas técnicas e formas de estereoscopia. Um pequeno estereoscópio feito de plástico chamado View-Master funcionava com carretéis de minúsculas transparências Kodachrome que íamos vendo uma a uma mediante o acionamento de uma alavanca. Apaixonei-me pela distante América nessa época, graças, em parte, aos carretéis do View Master que me mostraram os magníficos cenários do Oeste e Sudoeste americano.

Havia também o Vetógrafo Polaroid, no qual imagens estereoscópicas eram polarizadas em ângulos retos entre si; elas eram vistas através de óculos especiais Polaroid que possuíam lentes polarizadas também em ângulo reto, de modo que cada olho visse apenas sua própria imagem. Os vetógrafos, em contraste com os anáglifos em vermelho e verde, podiam ser multicores, o que os tornava especialmente atrativos.

Outro recurso era o estereograma lenticular, no qual as duas imagens eram impressas em estreitas faixas verticais alternadas, cobertas por plástico sulcado transparente. Os sulcos serviam para transmitir cada conjunto de imagens ao olho apropriado, eliminando a necessidade de óculos especiais. Vi pela primeira vez um estereograma lenticular logo após a guerra, no metrô de Londres — por acaso, num anúncio publicitário do sutiã Maidenform. Escrevi à Maidenform pedindo que me vendessem um daqueles cartazes, mas não me responderam; devem ter imaginado que eu era algum adolescente obcecado por sexo em vez de um simples estereófilo.

Finalmente, no começo dos anos 1950 apareceram os filmes em 3-D (como *Museu de cera*, o filme de terror sobre o museu de Madame Tussaud), para serem vistos com óculos Polaroid de lentes vermelha e verde. Como obras cinematográficas, alguns deles eram horrorosos — mas outros, como *Rastros do Inferno*,

---

dades e o contexto pesariam muito mais, a ponto de impedir um equívoco de percepção tão radical. Eu concordava, mas não podia contradizer minha experiência, e Gregory teve de admitir que um fenômeno assim improvável podia mesmo ocorrer para alguém que fosse fortemente inclinado às informações binoculares.

eram belíssimos e faziam um uso primoroso, delicado e sutil da fotografia estereoscópica.

Ao longo dos anos, fiz uma coleção de estereogramas e livros sobre estereoscopia. Tornei-me membro atuante da Sociedade Estereoscópica de Nova York, e em nossas reuniões encontrava outros aficionados da estereoscopia. Assinávamos revistas especializadas, e alguns de nós participavam de convenções sobre o tema. Os mais entusiasmados levavam sua câmera estereoscópica e saíam para "fins de semana estereoscópicos". A maioria das pessoas não vive pensando particularmente no quanto a estereoscopia acrescenta ao seu mundo visual, mas nós nos deleitávamos com tudo isso. Enquanto alguns podem não notar grande diferença se fecharem um olho, nós, estereófilos, percebemos nitidamente uma enorme mudança, pois nosso mundo subitamente perde qualidade espacial e profundidade e se torna plano como uma carta de baralho. Talvez nossa estereoscopia seja mais acentuada; talvez vivamos, subjetivamente, em um mundo com mais profundidade; ou pode ser apenas que tenhamos maior consciência da estereoscopia, assim como há quem seja mais atento para as cores ou as formas. Desejamos compreender como a estereoscopia funciona. Esse não é um problema trivial, pois se conseguirmos entender a estereoscopia, seremos capazes de entender não só um simples e brilhante estratagema visual, mas algo da natureza da sensibilidade visual e da própria consciência.

É preciso perder o uso de um olho por um período substancial para descobrir como a vida se altera na ausência dele. Paul Romano, um oftalmologista pediátrico aposentado de 68 anos, contou sua história na revista *Binocular Vision & Strabismus Quarterly*. Ele sofreu uma grande hemorragia ocular que acarretou a perda quase total da visão em um olho. Após um único dia de visão monocular, ele observou: "Vejo objetos mas frequentemente não os reconheço — perdi minha memória de localização física. [...] Minha sala de trabalho está uma bagunça. [...] Agora que estou reduzido a um mundo bidimensional, não sei onde as coisas estão".

No dia seguinte ele escreveu: "Monocularmente, as coisas não são as mesmas que eram binocularmente. [...] Cortar a carne no prato — é difícil ver a gordura e a cartilagem que desejo separar. [...] Não consigo reconhecê-las como gordura e cartilagem em apenas duas dimensões".
Passado quase um mês, embora o dr. Romano estivesse ficando menos desajeitado, persistia uma imensa sensação de perda:

> Embora dirigir em velocidade normal substitua a perda da percepção da profundidade pela estereopsia do movimento, perdi minha orientação espacial. Não tenho mais aquela sensação de saber exatamente onde me encontro no espaço e no mundo. Antes o norte era lá — agora não sei onde é. [...] Tenho certeza de que perdi meu cálculo intuitivo.

Concluiu depois de 35 dias:

> [...] embora a cada dia eu me adapte melhor à monocularidade, não posso imaginar como passar o resto da vida desse jeito. [...] a percepção de profundidade estereoscópica binocular não é só um fenômeno visual. É um modo de vida. [...] A vida em um mundo bidimensional é muito diferente daquela em um mundo tridimensional, e muito inferior.

No decorrer das semanas, o dr. Romano foi-se sentindo mais à vontade em seu mundo monocular, mas foi com imenso alívio que, após nove meses, ele finalmente recuperou sua visão estereoscópica.
Nos anos 1970 eu mesmo tive uma experiência de perda de estereoscopia, quando fui posto em um minúsculo quarto sem janelas em um hospital londrino depois de uma cirurgia por causa de uma ruptura do tendão do quadríceps. O quarto não devia ser maior do que uma cela de prisão, e minhas visitas reclamavam disso, mas eu logo me adaptei e até gostei dele. Os efeitos de seu horizonte limitado só mais tarde se evidenciaram para mim, como descrevi em *Com uma perna só*:

Fui transferido para um novo quarto, um quarto espaçoso, depois de vinte dias em minha cela minúscula. Eu estava me instalando, feliz da vida, quando de repente notei uma coisa estranhíssima. Tudo o que estava perto de mim tinha a solidez, as dimensões e a profundidade apropriadas — mas tudo o que estava mais longe era totalmente plano. Além de minha porta aberta havia a porta da ala fronteiriça; além daquela porta, um paciente sentado numa cadeira de rodas; além dele, no peitoril da janela, um vaso de flores; e além deste, do outro lado da rua, as janelas de frontão da casa em frente — e tudo isso, uns sessenta metros, talvez, [...] parecia exposto como uma gigantesca fotografia em cores no ar, primorosamente colorida e detalhada, mas perfeitamente plana.

Nunca me ocorrera que a estereoscopia e a noção de espaço podiam mudar tanto depois de apenas três semanas em um espaço pequeno. Minha estereoscopia retornou, aos saltos, depois de umas duas horas, mas eu fiquei tentando imaginar o que acontecia com prisioneiros confinados por períodos muito mais longos. Já ouvira histórias de pessoas que viviam em florestas pluviais tão densas que sua visão nunca avançava além de uns dois metros de distância. Dizia-se que quando eram levadas para fora da mata, sua ideia ou percepção do espaço e distância além de dois metros era tão limitada que elas tentavam tocar o topo das montanhas distantes estendendo os braços.[5]

---

[5] Em *The forest people*, Colin Turnbull conta o que aconteceu quando ele andou de carro com um pigmeu que nunca havia saído da selva:

Ele viu os búfalos, ainda pastando sossegadamente lá embaixo, a vários quilômetros de nós. Virou-se para mim e perguntou: "Que insetos são esses?". A princípio, não entendi; depois percebi que na floresta o alcance da visão é tão limitado que não há muita necessidade de fazer um desconto automático para a distância quando do se avalia o tamanho. [...] Quando expliquei a Kenze que os insetos eram búfalos, ele soltou uma gargalhada e me disse para deixar de lorota. [...] Conforme nos aproximamos, os "insetos" devem ter parecido cada vez maiores. Kenge não desgrudou o rosto da janela, que por nada nesse mundo ele quis abrir. Nunca pude descobrir o que ele estava imaginando — se pensava que os insetos estavam se transformando em búfalos ou se eram búfalos em miniatura que estavam crescendo velozmente enquanto nos aproximávamos. Seu único comentário foi que aqueles não eram búfalos reais e que ele não sairia do carro enquanto não deixássemos o parque.

Quando fiz residência em neurologia, no começo dos anos 1960, li os extraordinários artigos de David Hubel e Torsten Wiesel sobre os mecanismos neurais da visão. Seu trabalho, pelo qual depois receberiam o Prêmio Nobel, revolucionou nossa compreensão de como os mamíferos aprendem a ver, e mostrou especialmente quanto a experiência visual logo no início da vida é crucial para o desenvolvimento de células ou mecanismos especiais no cérebro necessários para a visão normal. Entre estes encontram-se as células binoculares no córtex visual, indispensáveis para a construção da noção de profundidade a partir de disparidades retinianas. Hubel e Wiesel demonstraram em animais que quando a visão binocular normal é impossibilitada por algum problema congênito (como em muitos gatos siameses, que nascem estrábicos) ou por experimento (cortando-se um dos músculos do globo ocular de modo a provocar no sujeito um estrabismo divergente), essas células binoculares não se desenvolvem, e o animal fica privado permanentemente da estereoscopia. Um número significativo de pessoas adquire problemas semelhantes — conhecidos coletivamente como estrabismo —, um desalinhamento que em alguns casos é demasiado sutil para ser notado mas suficiente para interferir no desenvolvimento da visão estereoscópica.

Talvez 5% ou 10% da população, por razões variadas, tenha pouca ou nenhuma visão estereoscópica, embora muitos não se apercebam disso e só venham a descobrir o fato depois de um cuidadoso exame por um oftalmologista ou optometrista.[6] No entanto, há muitos relatos sobre pessoas com cegueira estereoscópica que realizam verdadeiras façanhas de coordenação visuomotora. Wiley Post, o primeiro a fazer a volta ao mundo em um voo solo, tão famoso nos anos 1930 quanto

---

[6] Mais raramente, a estereopsia pode ser perdida, às vezes de modo súbito, com um derrame ou outra lesão no córtex visual. Macdonald Critchley, em seu livro *The parietal lobes*, também se refere à condição oposta como uma rara consequência de lesões cerebrais nas primeiras áreas corticais de processamento visual: uma intensificação da visão estereoscópica "pela qual objetos próximos parecem anormalmente perto e objetos distantes parecem longe demais". A intensificação ou perda da visão estereoscópica também podem ocorrer transitoriamente em auras de enxaqueca ou com o uso de certas drogas.

Charles Lindbergh, executou sua proeza depois de ter perdido um olho aos vinte e poucos anos. (Depois se tornou pioneiro no voo em grande altitude e inventou um traje de voo pressurizado.) Alguns atletas profissionais são cegos de um olho, e essa é também a condição de no mínimo um eminente cirurgião oftálmico.

Nem todos os que têm cegueira estereoscópica são pilotos ou atletas de elite, e alguns podem ter dificuldade para avaliar a profundidade, enfiar a linha na agulha ou dirigir, mas de modo geral se viram bem recorrendo apenas a informações monoculares.[7] E os que nunca tiveram visão estereoscópica mas vivem bem sem ela podem ter dificuldade para entender por que há quem dê tanta atenção à estereopsia. O cineasta Errol Morris nasceu com estrabismo e depois perdeu quase totalmente a visão de um olho, mas acha que se sai perfeitamente bem. "Vejo as coisas em três dimensões", ele diz. "Movo a cabeça quando preciso — a paralaxe é suficiente. Não vejo o mundo plano." E gracejou dizendo que considerava a estereopsia um mero "bônus" e achava "bizarro" meu interesse por ela.[8]

Tentei argumentar com ele, discorrer sobre a natureza especial, a beleza da esteropsia. Mas não é possível comunicar a quem tem cegueira estereoscópica como é a estereopsia; a qualidade subjetiva, a essência da estereopsia é única, e não menos

---

[7] Algumas pessoas com desalinhamento ocular podem não só ser destituídas de visão estereoscópica, mas também ter efeitos de visão dupla ou tremulação visual que lhes causam problemas nas atividades cotidianas, especialmente ler e dirigir.

[8] Fotógrafos e cineastas, na tarefa de criar uma ilusão de tridimensionalidade em uma superfície plana, têm de renunciar deliberadamente à sua binocularidade e estereoscopia e se restringir à visão de um olho e uma lente para melhor enquadrar e compor suas imagens.

Em uma carta escrita em 2004 ao editor do *New England Journal of Medicine*, os neurobiólogos Margaret Livingstone e Bevil Conway, de Harvard, aventaram, depois de examinar autorretratos de Rembrandt, que o pintor era tão estrábico que não tinha visão estereoscópica e que a "cegueira estereoscópica pode não ser incapacitante — e ser até uma vantagem — para alguns artistas". Subsequentemente argumentaram, depois de analisar fotografias de outros artistas, que muitos deles — De Kooning, Johns, Stella, Picasso, Calder, Chagall, Hopper e Homer, entre outros — também pareciam ter um significativo desalinhamento dos olhos, e talvez também fossem destituídos de visão estereoscópica.

notável que a da cor. Por mais espetacularmente que uma pessoa com visão monocular possa desempenhar suas tarefas, nesse sentido específico ela é totalmente deficiente.

E a estereopsia, como estratégia biológica, é crucial para um diversificado conjunto de animais. Predadores em geral possuem olhos voltados para a frente, com acentuada sobreposição dos dois campos visuais; em contraste, presas tendem a possuir olhos nas laterais da cabeça, o que lhes dá visão panorâmica e as ajuda a avistar o perigo mesmo se ele vier por trás. O tubarão-martelo é um predador temível em parte porque a forma esquisita de sua cabeça permite que seus olhos, voltados para a frente, tenham uma separação maior — o tubarão-martelo é um hiperestereoscópio vivo. Outra estratégia assombrosa é a do molusco siba, cujos olhos bem separados normalmente permitem um alto grau de visão panorâmica, mas podem ser girados para a frente por um mecanismo muscular especial quando o animal está prestes a atacar, dando-lhe a visão binocular necessária para disparar seus tentáculos com pontaria letal.[9]

Em primatas como nós, os olhos voltados para a frente têm outras funções. Os olhos enormes e próximos dos lêmures servem para aclarar a complexidade da folhagem escura e densa; a vegetação, se a cabeça ficar parada, é quase impossível de deslindar sem visão estereoscópica — e em uma selva repleta de ilusões e logros, a estereopsia é indispensável para detectar a camuflagem. Do lado mais exuberante, acrobatas aéreos como os gibões teriam imensa dificuldade para saltar de galho em galho sem os poderes especiais dados pela estereoscopia. Um gibão de um olho só pode se dar mal — e o mesmo vale para um tubarão ou uma siba de um olho só.

A esteroscopia é altamente vantajosa para esses animais, apesar de seu custo: o sacrifício da visão panorâmica, a neces-

---

[9] Pessoas com estrabismo divergente têm um campo de visão incomumente amplo graças à divergência dos olhos, e algumas hesitam em sacrificar essa vantagem por uma operação que pode alinhar seus olhos para efeitos estéticos mas não lhes dar a estereoscopia. Curiosamente, várias dessas pessoas escreveram-me para contar que são capazes de convergir os olhos e obter brevemente uma visão estereoscópica.

sidade de mecanismos neurais e musculares especiais para coordenar e alinhar os olhos e, não menos importante, o desenvolvimento de mecanismos cerebrais especiais para computar a profundidade a partir das disparidades das duas imagens visuais. Portanto, na natureza a estereoscopia não tem nada de "mero bônus", mesmo que alguns humanos consigam se sair bem sem ela e até obter certas vantagens por não possuí-la.

Em dezembro de 2004 recebi uma carta inesperada de uma mulher chamada Sue Barry. Ela recordou que nos havíamos conhecido em 1996, numa festa de lançamento do ônibus espacial em Cabo Canaveral (seu marido, Dan, era astronauta). Conversamos na ocasião sobre diferentes modos de vivenciar o mundo; por exemplo, como Dan e outros astronautas perdiam a orientação, a noção de "em cima" e "embaixo", nas condições de microgravidade do espaço sideral e tinham de encontrar modos de se adaptar. Sue contou-me então sobre seu próprio mundo visual: como ela crescera estrábica, seus olhos não funcionavam conjuntamente, e ela via o mundo com um olho por vez, alternando rápida e inconscientemente os dois. Perguntei se isso lhe trazia alguma desvantagem. Não, ela respondeu; vivia perfeitamente bem: dirigia carro, podia jogar softball e fazer tudo o que os outros faziam. Mesmo não sendo capaz de ver em profundidade diretamente, como as outras pessoas, ela podia avaliar a profundidade usando outras informações.

Perguntei a Sue se ela podia *imaginar* que aparência teriam as coisas se fossem vistas estereoscopicamente. Sue disse que sim, achava que podia; afinal, ela era catedrática de neurobiologia, lera os artigos de Hubel e Wiesel e muitas outras obras sobre o processamento visual, a visão binocular e a estereopsia. Julgava que esses conhecimentos davam-lhe uma percepção especial acerca do que lhe faltava: ela sabia como devia ser a estereopsia, mesmo que nunca a houvesse vivenciado.

Mas agora, quase nove anos depois de nossa primeira conversa, ela se sentia compelida a me escrever sobre esta questão:

O senhor me perguntou se eu podia imaginar como seria a aparência das coisas quando vistas com os dois olhos. Eu achava que podia. [...] Mas estava errada.

Ela podia afirmar isso porque agora *tinha* estereopsia — e era além de tudo o que ela poderia ter imaginado. Deu-me então detalhes de sua história visual, começando com o momento em que seus pais notaram seu estrabismo, poucos meses depois de seu nascimento:

> Os médicos disseram que meu problema provavelmente desapareceria quando eu crescesse. Talvez esse fosse o melhor conselho, na época. Estávamos em 1954, onze anos antes de David Hubel e Torsten Wiesel publicarem seus fundamentais artigos sobre o desenvolvimento visual, os períodos críticos e os gatos estrábicos. Hoje um cirurgião realinha os olhos de uma criança estrábica durante o "período crítico" [...] a fim de preservar a visão binocular e a estereopsia. A visão binocular depende do bom alinhamento dos dois olhos. O dogma geral diz que os olhos têm de ser realinhados no primeiro ou segundo ano de vida. Se a cirurgia ocorrer depois disso, o cérebro já terá feito suas conexões de modo a impedir a visão binocular.

Sue foi submetida a cirurgias para corrigir o estrabismo, primeiro nos músculos do olho direito, quando ela tinha dois anos, depois nos do esquerdo e finalmente em ambos, aos sete anos. Aos nove anos ela ouviu do cirurgião que podia "fazer qualquer coisa que uma pessoa com visão normal podia fazer, exceto pilotar aviões". (Pelo visto, Wiley Post já fora esquecido nos anos 1960.) Agora quem a olhasse não a veria como uma pessoa vesga, porém ela desconfiava que seus olhos ainda não trabalhavam juntos, de que algo estava errado, embora ela não soubesse especificar o quê. "Ninguém me disse que eu não tinha visão binocular, e permaneci despreocupadamente ignorante do fato até o penúltimo ano da faculdade", ela escreveu. Foi quando fez um curso de neurofisiologia:

> O professor descreveu o desenvolvimento do córtex visual, as colunas de dominância ocular, a visão monocular e binocular e os

experimentos com gatos criados com estrabismo artificial. Ele mencionou que esses gatos provavelmente não tinham visão binocular e estereopsia. Fiquei pasma. Não imaginava que houvesse um modo de ver o mundo ao qual eu não tinha acesso.

Depois do espanto inicial, Sue começou a investigar sua visão estereoscópica:

> Fui para a biblioteca e me engalfinhei com os textos acadêmicos. Tentei fazer todos os testes para visão estereoscópica que encontrei, e falhei em todos. Descobri inclusive que se devia ver uma imagem tridimensional através do View-Master, o visor estereoscópico de brinquedo que me haviam dado depois da terceira operação. Encontrei o velho brinquedo na casa dos meus pais, mas não vi imagem tridimensional através dele. Todas as outras pessoas que tentavam conseguiam.

Sue então pensou na possibilidade de existir algum tipo de terapia para adquirir visão binocular. Entretanto, contou, "os médicos me disseram que seria perda de tempo e dinheiro tentar uma terapia da visão. Era tarde demais. Eu só poderia ter adquirido visão binocular se os meus olhos houvessem sido adequadamente alinhados até os dois anos de idade. E por ter lido a obra de Hubel e Wiesel sobre o desenvolvimento visual e os períodos críticos no início da vida, aceitei esse parecer".

Vinte e cinco anos se passaram. Durante esse tempo, Sue se casou, criou filhos e seguiu a carreira acadêmica em neurobiologia. Afora alguma dificuldade para dirigir — quando entrava no fluxo de tráfego de uma rodovia, era difícil estimar a velocidade dos carros que vinham pela preferencial — ela se saía muito bem com seus recursos monoculares para avaliar espaço e distância. De vez em quando, até caçoava de pessoas binoculares:

> Fiz algumas aulas de tênis com um talentoso profissional. Um dia, pedi-lhe que pusesse uma venda e tentasse rebater a bola com um olho só. Mandei uma bola bem alta e contemplei aquele exímio

atleta dar com a raquete no ar. Frustrado, ele arrancou a venda do olho e a jogou longe. Admito envergonhada que adorei ver como ele se atrapalhou: uma espécie de vingança contra todos os atletas de dois olhos.

Mas ao aproximar-se da casa dos cinquenta, Sue começou a ter outros problemas:

Ficava cada vez mais difícil ver à distância. Não só os músculos dos olhos se cansavam mais depressa, mas além disso o mundo parecia tremular quando eu olhava ao longe. Era difícil enfocar as letras nas placas de rua ou distinguir se uma pessoa estava andando na minha direção ou se afastando. [...] Ao mesmo tempo, meus óculos, usados para ver à distância, me deixavam hipermetrope. Na sala de aula eu não conseguia ler minhas anotações e ver os alunos ao mesmo tempo. [...] Decidi que era hora de adotar lentes bifocais ou progressivas. Resolvi procurar um oftalmologista que me prescrevesse lentes progressivas para melhorar a acuidade visual e exercícios visuais para fortalecer os músculos oculares.

Consultou a dra. Theresa Ruggiero, optometrista desenvolvimental, que constatou que várias formas de desequilíbrio vinham-se desenvolvendo nos olhos de Sue. Isso ocorre em alguns casos depois de cirurgia para corrigir estrabismo. Por isso, a visão razoável que ela tivera por décadas agora estava sendo solapada.

A dra. Ruggiero confirmou que eu via o mundo com visão monocular. Só usava os dois olhos juntos quando olhava para algo a cinco centímetros do meu rosto. Ela me disse que eu invariavelmente avaliava mal a localização dos objetos quando os via só com o olho esquerdo. E, mais importante, descobriu que meus olhos eram verticalmente desalinhados. O campo visual do olho esquerdo era cerca de três graus acima em relação ao do direito. A dra. Ruggiero pôs diante do meu cristalino direito um prisma que transferia mais para cima todo o campo visual do olho direito. [...] Sem o prisma, eu tinha dificuldade para ler as letras da tabela optométrica na tela do computador na outra ponta da sala, pois elas pareciam tremular. Com o prisma, a tremulação se reduzia bastante.

("'Tremulação' talvez fosse um termo brando demais", Sue explicou depois, porque não se tratava de um bruxuleio como aqueles que vemos no ar em dias muito quentes. Era uma oscilação em um ritmo rápido, atordoante, de várias vezes por segundo.)

Sue pôs seus novos óculos, junto com o prisma, em 12 de fevereiro de 2002. Dois dias depois, fez sua primeira sessão de terapia visual com a dra. Ruggiero — uma longa sessão na qual, usando óculos Polaroid para permitir que a cada olho se apresentasse uma imagem diferente, ela tentou fundir as duas imagens. No começo ela não entendeu o que significava "fusão", como era possível unir as duas imagens, mas depois de tentar durante vários minutos descobriu que era capaz de fazê-lo, apenas por um segundo de cada vez. Embora olhasse através de um par de imagens estereoscópicas, ela não tinha percepção de profundidade; ainda assim, dera o primeiro passo, conseguindo uma "fusão plana", nas palavras da dra. Ruggiero.

Sue pensou, quem sabe se ela mantivesse os olhos alinhados por mais tempo isso permitiria não só a fusão plana mas também uma fusão estereoscópica? A dra. Ruggiero deu-lhe mais exercícios para estabilizar o acompanhamento de movimentos e a sustentação do olhar, e Sue aplicou-se diligentemente em fazê--los em casa. Três dias depois, uma coisa estranha aconteceu:

> Notei hoje que a luminária pendente no teto da nossa cozinha está diferente. Ela parece ocupar mais espaço entre mim e o teto. As bordas estão mais arredondadas. É um efeito sutil, mas perceptível.

Na segunda sessão com a dra. Ruggiero, em 21 de fevereiro, Sue repetiu os exercícios com os óculos Polaroid e experimentou um exercício novo, usando contas coloridas presas num cordão a distâncias diferentes. Chamado exercício das contas de Brock, essa prática foi ensinada a Sue para que ela fixasse os dois olhos num mesmo ponto do espaço, de modo que seu sistema visual, em vez de suprimir as imagens de um ou de outro olho, as fundisse. O efeito dessa sessão foi imediato:

Voltei para o carro e meu olhar encontrou o volante. Ele "saltou" do painel. Fechei um olho, depois o outro, tornei a olhar com os dois, e o volante pareceu diferente. Decidi que a luz do sol poente estava me pregando peças, e fui para casa. Mas no dia seguinte me levantei, fiz os exercícios visuais e entrei no carro para ir ao trabalho. Quando olhei o retrovisor, ele se ressaltou à frente do parabrisa.

Sua nova visão era "deliciosa", Sue escreveu. "Eu não tinha ideia do que estava perdendo." Em suas palavras, "coisas comuns pareciam extraordinárias. Luminárias flutuavam, torneiras salientavam-se no espaço". Mas também era "um tanto desnorteante. Eu não sabia a que distância um objeto devia 'salientar-se' à frente de outro para uma determinada distância entre os dois. [...] [É] um pouco como se eu estivesse na casa dos espelhos de um parque de diversões ou sob o efeito de alguma droga. Vivo fitando as coisas. [...] O mundo realmente parece diferente". Ela incluiu alguns trechos de seu diário:

22 de fevereiro: Notei que a borda da porta aberta do meu escritório parecia projetar-se na minha direção. Ora, eu sempre soube que a porta se projetava na minha direção por causa da forma da porta, da perspectiva e de outras indicações monoculares, mas nunca a vira em profundidade. Isso me fez olhar de novo, primeiro com um olho e depois com o outro, para me convencer de que tinha uma aparência diferente. Ela estava inequivocamente ali.
Na hora do almoço, olhei para meu garfo sobre o prato de arroz, e o garfo estava no ar, defronte ao prato. Havia um espaço entre o garfo e o prato. Eu nunca tinha visto isso antes. [...] Fiquei olhando para uma uva espetada na ponta do garfo. Podia vê-la em profundidade.

1º de março: Hoje eu estava passando diante do esqueleto completo de cavalo no subsolo do prédio onde trabalho quando vi o crânio do cavalo tão saliente que dei um pulo para trás e gritei.

4 de março: Hoje de manhã, quando corria com o cachorro, notei que os arbustos pareciam diferentes. Cada folha parecia salientar-se no seu espacinho tridimensional particular. As folhas não simplesmente se sobrepunham umas às outras como eu costu-

mava vê-las. Eu podia ver o ESPAÇO entre as folhas. O mesmo acontece com os ramos das árvores, os pedregulhos no chão, as pedras em um muro. Tudo tem mais textura.

A carta de Sue prosseguia nessa veia lírica, descrevendo experiências totalmente novas para ela, além de qualquer coisa que ela pudesse ter imaginado ou inferido antes. Ela descobrira que não existia substituto para a experiência pessoal, que havia um abismo intransponível entre o que Bertrand Russell chamou de "conhecimento por descrição" e "conhecimento direto" e que não havia jeito de passar de um para o outro.

Seria de supor que o súbito aparecimento de uma qualidade de sensação ou percepção inteiramente nova pudesse gerar confusão ou medo, mas Sue pareceu adaptar-se com notável facilidade ao seu novo mundo. De início ficou espantada, desorientada, e teve de calibrar sua nova percepção visual da profundidade e distância com suas ações e movimentos. De modo geral, porém, ela se sentiu bem à vontade e foi ganhando cada vez mais familiaridade com a estereoscopia. Embora continue consciente da novidade da visão estereoscópica e exulte com ela, também a sente, agora, como algo "natural", acha que está vendo o mundo como ele realmente é, como deveria ser. As flores, ela diz, "parecem intensamente reais, infladas"; antes lhe pareciam "achatadas" ou "esvaziadas".

A aquisição da estereoscopia depois de quase meio século de cegueira estereoscópica também trouxe para Sue muitos benefícios práticos. Dirigir está mais fácil, introduzir a linha na agulha também. No trabalho, quando ela olha ao microscópio binocular, pode ver paramécios nadando em vários níveis, vê-los diretamente em vez de inferir alternando o foco do microscópio para cima e para baixo repetidamente. E isso é uma fonte inesgotável de fascinação:

> Nos seminários [...] minha atenção é arrebatada pelo modo como uma cadeira vazia se apresenta no espaço, e toda uma fileira de assentos ocupa minha atenção por vários minutos. Eu gostaria de tirar um dia inteiro só para andar por aí e OLHAR. De fato, hoje dei

uma escapada de uma hora até o viveiro da faculdade para olhar as plantas e flores de todos os ângulos.

A maioria dos telefonemas e cartas que recebo falam de reveses, problemas, perdas de vários tipos. Já a carta de Sue era uma história não de destituição ou lamento, mas do súbito ganho de um novo sentido e sensibilidade que trazia deleite e júbilo. Apesar disso, também havia em sua carta uma nota de perplexidade e reserva: ela não sabia se existiam outras experiências ou histórias como a dela e espantou-se ao descobrir, em tudo o que leu, que obter a estereoscopia na vida adulta era "impossível". E se perguntava: será que ela sempre possuíra em seu córtex visual células binoculares que estavam só esperando pelas informações certas? Seria o período crítico no início da vida menos crítico do que em geral se supõe? Qual era minha opinião a respeito de tudo isso?

Matutei sobre a carta de Sue durante alguns dias e a debati com vários colegas, entre eles Bob Wasserman, um oftalmologista, e Ralph Siegel, fisiologista da visão.[10] Algumas semanas depois, em fevereiro de 2005, os três fomos ver Sue em sua casa em Massachusetts. Levamos equipamento oftalmológico e vários estereoscópios e estereogramas.

Sue nos recebeu com prazer e, enquanto conversávamos, ela nos mostrou fotos de sua infância, já que estávamos interessados em reconstituir a fase inicial de sua história visual. As fotografias deixavam bem claro seu estrabismo quando menina, antes das cirurgias. Perguntamos se ela alguma vez havia conseguido ver em três dimensões. Sue pensou um pouco e então respondeu que sim, talvez — muito ocasionalmente, quando pequena, deitada na grama, ela podia subitamente ver, por um ou

---

[10] Nós três trabalhamos juntos com vários pacientes, entre eles o "pintor daltônico" que perdeu subitamente a faculdade de ver em cores, e Virgil, um homem que ficou cego pouco tempo depois de nascer e teve a visão restaurada após quase cinquenta anos de cegueira. (Relatos desses dois casos foram publicados em *Um antropólogo em Marte*, nos capítulos "O caso do pintor daltônico" e "Ver e não ver".)

dois segundos, uma folha de grama ressaltar do plano de fundo; quase se esquecera desse fato até ser questionada por nós. A grama tinha de estar bem perto de seus olhos, a poucos centímetros, exigindo que ela (como qualquer um de nós) convergisse os olhos. Eis portanto uma indicação de que o potencial para a estereopsia estava presente e poderia ser trazido à tona se ela movesse os olhos na posição apropriada para a visão estereoscópica.

Na carta, Sue escrevera: "Acho que toda a minha vida desejei ver as coisas em maior profundidade, mesmo antes de saber que tinha deficiência de percepção nessa área". Essa estranha, tocante observação levou-me a pensar na possibilidade de ela haver retido alguma memória muito vaga, quase inconsciente de alguma vez ter visto as coisas em maior profundidade (pois ela não teria um sentimento de perda ou nostalgia por algo que nunca possuiu). Era importante aplicar-lhe testes com estereogramas especiais que não contivessem indicações ou informações sobre a profundidade — perspectiva ou oclusão, por exemplo. Eu havia levado um estereograma com linhas impressas — palavras e frases breves sem relação entre si — que quando vistas estereoscopicamente apareciam em vários planos de profundidade, mas quando vistas com um só olho, ou sem a verdadeira visão estereoscópica, pareciam estar no mesmo plano. Sue olhou essa imagem no estereoscópio e a viu como um plano. Só quando lhe dei a dica de que algumas das linhas impressas estavam em níveis diferentes ela tornou a olhar e disse "Ah, agora estou vendo". Depois disso, conseguiu distinguir todos os sete níveis e ordená-los corretamente.

Se lhe fosse dado tempo suficiente, Sue talvez pudesse ter visto todos os sete níveis sem ajuda, mas os fatores que regem a percepção "de cima para baixo" — saber ou ter ideia do que se deve ver — são cruciais em muitos aspectos da percepção. Uma atenção especial, uma busca especial pode ser necessária para reforçar uma faculdade fisiológica relativamente fraca. Parece provável que tais fatores atuem fortemente para Sue, sobretudo nesse tipo de situação em que está sendo feito um teste. Na vida real, suas dificuldades são bem menores, pois todos os outros fatores — conhecimento, contexto e expectativa, assim como perspectiva, oclusão e paralaxe de movimento — ajudam-na a vivenciar a tridimensionalidade da realidade à sua volta.

Sue conseguiu ver em profundidade nos desenhos em verde e vermelho que levei. Achou "espetacular" uma dessas imagens — um impossível diapasão com três dentes de alturas crescentes, figura que bem poderia estar entre as incríveis ilusões de ótica projetadas por M. C. Escher. Ela viu o topo do dente superior três ou quatro centímetros acima do plano do papel. No entanto, Sue dissera que sua estereoscopia era "rasa"; Bob e Ralph viram o dente superior a uns doze centímetros acima do plano, enquanto eu o vi cinco centímetros ainda mais acima.

Isso me surpreendeu, pois estávamos todos à mesma distância do desenho, e eu imaginava que, por alguma espécie de trigonometria neural, houvesse uma relação fixa entre a disparidade das imagens e sua profundidade percebida. Intrigado, escrevi a Shinsuke Shimojo, do Instituto de Tecnologia da Califórnia, especialista em muitos aspectos da percepção visual. Ele respondeu, explicando que quando olhamos um estereograma, o processo computacional do cérebro baseia-se não apenas na indicação binocular das disparidades, mas também em informações monoculares como tamanho, oclusão e paralaxe de movimento. As informações monoculares podem atuar contra as binoculares, e o cérebro tem de sopesar esses conjuntos de informações para chegar a uma média ponderada. O resultado final diferirá entre os indivíduos, pois existe uma imensa variação, mesmo na população normal: algumas pessoas servem-se predominantemente de informações binoculares, outras das monoculares, e a maioria usa uma combinação dos dois conjuntos. Quando olha para uma imagem estereoscópica como a do diapasão, uma pessoa acentuadamente binocular verá uma profundidade estereoscópica incomum; uma pessoa com orientação monocular verá em profundidade bem menor; outras, servindo-se de informações binoculares tanto quanto monoculares, verão algo intermediário. A formulação de Shimojo corroborou a obstinada convicção de alguns de nós, membros da Sociedade Estereoscópica de Nova York, de que vivemos em um mundo visualmente "mais profundo" do que a maioria das pessoas.[11]

Ainda naquele dia fizemos uma visita à optometrista, dra. Theresa Ruggiero, que descreveu a primeira consulta de Sue, em 2001. Na ocasião, Sue queixara-se de cansaço nos olhos, especialmente ao dirigir, de falta de nitidez visual e de uma desconcertante tremulação ou salto de imagens — mas não mencionara a ausência da estereoscopia.

A dra. Ruggiero contou que ficou muito feliz quando, imediatamente depois de conseguir a fusão no plano, Sue descobriu a estereoscopia. O esforço consciente e o ato de mover os olhos até deixá-los na posição para a fusão binocular, supôs a doutora, podem ter sido cruciais para essa conquista de Sue. E salientou, mais que a obtenção inicial da estereoscopia, a reação ousada e positiva de Sue à sua nova aquisição, junto com uma ferrenha determinação de mantê-la e intensificá-la, por mais trabalho que viesse a ser necessário.

De fato, isso lhe deu e continua a dar trabalho: árduos exercícios de fusão por no mínimo vinte minutos diários. Com esses exercícios, Sue descobriu que estava começando a perceber a profundidade a distâncias cada vez maiores, em contraste com a fase inicial em que só a percebia a pouca distância, como no caso

---

[11] Quando uma fotografia estereoscópica é mostrada numa tela por apenas vinte milissegundos, uma pessoa com estereoscopia normal pode perceber de imediato alguma profundidade estereoscópica. Mas o que ela vê nesse relance não é a profundidade total; a percepção integral da profundidade requer vários segundos, e até minutos, durante os quais a imagem parece ganhar profundidade à medida que se continua a olhar — é como se o sistema estereoscópico precisasse de algum tempo para se aquecer e funcionar a plena capacidade. Esse aprofundamento parece exclusivo do sistema estereoscópico (as cores, em contraste, normalmente não se acentuam quanto mais olhamos para elas). Desconhecemos a causa básica desse fato, mas já se aventou a necessidade de recrutar células binoculares adicionais no córtex visual.

(Existe, ainda, um claro efeito prático: por exemplo, pessoas que exercitam suas capacidades estereoscópicas, como as que trabalham com microscópios binoculares, podem apresentar notável intensificação na acuidade e percepção da profundidade estereoscópica no decorrer de um período prolongado. Também neste caso o mecanismo básico é desconhecido.)

do volante do carro. Sua acuidade estereoscópica continua a melhorar aos saltos, e Sue consegue ver em profundidade com disparidades cada vez menores — mas quando interrompeu a terapia por seis meses, houve uma regressão rápida. Isso a aborreceu profundamente, e ela retomou a rotina de exercícios visuais, executando-os todos os dias "religiosamente".

Sue usa uma metáfora cinética para seu aprendizado do uso da visão estereoscópica: é como reaprender a andar. "Tive de criar uma nova coreografia para meus movimentos oculares", ela escreveu recentemente, "como mover os olhos em harmonia, antes de poder explorar meus circuitos binoculares latentes e ver em profundidade estereoscópica".

Sue continua a exercitar laboriosamente sua percepção e acuidade estereoscópicas, e sua percepção da profundidade pela estereoscopia voltou a crescer. Além disso, ela adquiriu uma habilidade que não possuía quando lhe fizemos a primeira visita: ver estereogramas de pontos aleatórios. À primeira vista, eles não parecem conter imagem alguma. Mas conforme continuamos a fitá-los pelo estereoscópio, vamos nos apercebendo de uma estranha turbulência entre os pontos, até que uma surpreendente ilusão — uma imagem, uma forma — subitamente aparece muito acima ou muito abaixo do plano do papel. Essa ilusão requer alguma prática para ser vista, e muitas pessoas, até mesmo com visão binocular normal, não conseguem vê-la. Mas esse é o mais puro teste de visão estereoscópica, pois não contém nenhuma pista monocular; somente fundindo estereoscopicamente com a visão binocular milhares de pontos que parecem ser aleatórios o cérebro pode construir uma imagem tridimensional.[12]

David Brewster, um cientista do século XIX que se inspirou no trabalho de Wheatstone, observou uma forma afim de ilusão estereoscópica. Fitando um papel de parede com pequenos mo-

---

[12] Béla Julesz, o renomado pesquisador que estudou a estereoscopia dos pontos aleatórios, usou o termo "visão ciclópica", e supôs que ela requeria mecanismos neurais muito além daqueles empregados pela visão estereoscópica comum. Isso também é sugerido pelo fato de que pode ser preciso um minuto ou mais para alguém "captar" um estereograma de pontos aleatórios, ao passo que os estereogramas comuns podem ser vistos instantaneamente.

tivos repetitivos, ele notou que às vezes, com a convergência ou divergência certa do olhar, os padrões podiam tremular ou mover-se e então, de um salto, aparecer em um surpreendente relevo estereoscópico, parecendo flutuar à frente ou atrás do papel de parede.[13] Brewster escreveu sobre essas ilusões estereoscópicas e pensou ter sido o primeiro a observá-las — embora pareça provável que esses "autoestereogramas" sejam vistos há milênios, nos padrões repetitivos da arte islâmica, celta e de muitas outras culturas. Manuscritos medievais como o Livro de Kells e os Evangelhos de Lindisfarne, por exemplo, contêm padrões fascinantemente intricados, desenhados com tanta exatidão que é possível ver páginas inteiras, a olho nu, em relevo estereoscópico. (John Cisne, paleobiólogo da Universidade Cornell, aventou que esses estereogramas talvez fossem "algum tipo de segredo corporativo entre os membros da elite educada das Ilhas Britânicas nos séculos VII e VIII".)

Há uma ou duas décadas, elaborados autoestereogramas foram popularizados pela série de livros *Olho mágico*. As ilusões são imagens que podemos ver sem estereoscópio, mas contêm fileiras horizontais de padrões repetidos do tipo "papel de parede" com ligeiras diferenças. À primeira vista, todos os padrões parecem estar no mesmo nível, mas quando aprendemos a divergir ou convergir os olhos, deixando que cada um enfoque uma fileira diferente, aparecem surpreendentes ilusões estereoscópicas. Sue adora esses livros, e eles acrescentaram outra dimensão à sua recém-descoberta vida com estereoscopia: "Acho esses autoestereogramas de papel de parede fáceis (e fascinantes)", ela escreveu recentemente, "provavelmente porque pratico a fusão convergente e divergente com regularidade".

---

[13] Brewster também inventou, por volta de 1844, um estereoscópio manual simples com lentes (o estereoscópio com espelhos de Wheatstone, grandalhão e pesado, precisava ser usado sobre uma mesa). Brewster, que de início sentia grande admiração por Wheatstone, sentiu depois inveja do colega mais moço e passou a publicar artigos vingativos contra ele, sob pseudônimo. Por fim, em 1856, em seu livro *The stereoscope: its history, theory and construction*, uma obra que em todos os outros aspectos é fascinante, ele criticou Wheatstone abertamente e negou-lhe qualquer pretensão ao pioneirismo no campo da estereoscopia.

No verão de 2005, Bob Wasserman e eu fizemos outra visita a Sue, desta vez em Woods Hole, Massachusetts, onde ela estava coordenando um programa de bolsas de estudo em neurobiologia. Ela me contara que a enseada local às vezes ficava cheia de organismos luminosos, minúsculos dinoflagelados em sua maioria, e adorava nadar no meio deles. Chegamos em meados de agosto e descobrimos que era a época perfeita; a água reluzia com as criaturas luminosas ("*Noctiluca scintillans* — adoro esse nome", Sue comentou). Depois de escurecer, fomos para a praia, munidos de máscara e snorkel. Da orla podíamos ver a água faiscando como se vaga-lumes estivessem nadando, e quando mergulhamos e movemos os braços e pernas na água, nuvens de minúsculos fogos de artifício acenderam-se ao redor dos nossos membros. Nadamos com as luzes noturnas passando rápido por nossos olhos, como as estrelas vistas da *Enterprise* ao atingir a "velocidade de dobra". Em um trecho onde os *Noctiluca* eram especialmente numerosos, Bob comparou: "É como nadar numa galáxia, num enxame globular".

Sue entreouviu e disse: "Agora eu os vejo em 3-D — antes pareciam brilhar todos num mesmo plano". Ali não havia contornos, fronteiras, objetos grandes que causassem oclusão ou dessem perspectiva. Não havia contexto de espécie alguma: era como estar imerso num gigantesco estereograma de pontos aleatórios, e no entanto agora Sue via os *Noctiluca* a diferentes profundidades e distâncias no espaço tridimensional. Queríamos fazer-lhe perguntas para obter uma descrição melhor de sua experiência, mas Sue, normalmente ávida para falar sobre a visão esteroscópica, estava hipnotizada pela beleza dos organismos cintilantes. "Chega de pensar!", ela pediu. "Entreguem-se aos *Noctiluca.*"

Empenhada em encontrar uma analogia para o que vivenciava, Sue cogitara, na primeira carta que me mandou, que sua experiência talvez fosse semelhante à de alguém que nasceu totalmente cego para as cores, capaz de ver apenas em tons de cinza, e de repente ganhasse a capacidade de ver a paleta completa. Essa pessoa, ela escreveu, "provavelmente ficaria deslum-

brada com a beleza do mundo. Como poderia parar de olhar?".
Embora eu gostasse dessa analogia poética de Sue, não sabia se a ideia era válida. (Meu amigo e colega Knut Nordby, que era totalmente cego para cores, achava que ganhar a percepção das cores como um "recurso adicional" depois de toda uma vida sem elas seria tremendamente desnorteante, impossível de integrar ao seu mundo visual já completo. Ele achava que a cor seria ininteligível e não teria nenhuma associação, nenhum significado para alguém como ele.)

Mas para Sue a estereoscopia claramente não era uma adição gratuita ou sem sentido ao seu mundo visual. Ela ficou um tanto confusa de início, porém logo se entusiasmou com a nova experiência e a sentiu não como uma adição arbitrária, mas como um enriquecimento, um aprofundamento natural e delicioso da visão que já possuía. No entanto, termos como "enriquecimento" ou "aprofundamento", pensava Sue, não faziam jus à sua aquisição da estereoscopia. Não se tratava apenas de um aumento qualitativo; era algo inteiramente novo. A estereoscopia é subjetivamente *diferente*, ela garante.[14] Essa diferença estende-se inclusive à percepção de representações bidimensionais, como fotografias, filmes ou pinturas, que hoje Sue vê com "mais realismo", pois seus sistemas estereoscópicos agora ativados permitem-lhe *imaginar* o espaço de um modo antes impossível para ela.

David Hubel acompanhou com interesse o caso de Sue e correspondeu-se com ela e comigo sobre o assunto. Ele observou

---

[14] Essa opinião, que é também a minha, parece contradizer as ideias do grande pioneiro da visão, J. J. Gibson. Em seu livro *The perception of the visual world*, de 1950, ele escreveu: "Se a teoria do gradiente for correta, a visão binocular simplesmente ocorre como um determinante, mas apenas um determinante, do espaço visual". Vários eminentes estudiosos da visão contemporâneos tinham opinião semelhante. Por exemplo, Dale Purves e R. Beau Lotto, em seu livro *Why we see what we do*, falam de uma "relação inconsútil" entre o mundo tridimensional que construímos com um olho e seu "aumento" pela estereopsia. Essas ideias, embora totalmente condizentes com uma teoria comportamental ou empírica da visão, não levam em conta os aspectos qualitativos e subjetivos da estereoscopia. Para tal, precisamos de narrativas em primeira mão, relatos pessoais de como é ganhar subitamente a visão estereoscópica depois de toda uma vida com cegueira para profundidade (como Sue descreve), ou perdê-la de repente depois de toda uma vida enxergando com estereoscopia (como descrevo no próximo capítulo).

que a ciência ainda sabe pouquíssimo sobre a base celular da estereoscopia. Não sabemos se, mesmo em animais, células sensíveis a disparidades (as células binoculares especializadas para a estereoscopia) estão presentes desde o nascimento (embora Hubel suspeite que estejam). Não sabemos o que acontece com essas células quando há estrabismo ou ausência de experiência binocular no início da vida ou, mais crucialmente, se elas são capazes de recuperar-se mais tarde se o indivíduo aprender a posicionar os olhos para obter a fusão binocular. Com respeito a Sue, ele escreveu: "Parece-me que [sua reaquisição da estereopsia] ocorreu rápido demais para que seja devida a um restabelecimento de conexões, e prefiro supor que o mecanismo estava lá o tempo todo, necessitando apenas do restabelecimento da fusão para ser posto em funcionamento". No entanto, ele acrescentou, "essa é só uma hipótese!".

O que emerge da experiência de Sue é que parece haver suficiente plasticidade no cérebro adulto para que essas células e circuitos binoculares, se alguns houverem sobrevivido ao período crítico, sejam reativados muito tempo depois. Em tal situação, embora a pessoa possa ter pouca ou nenhuma visão estereoscópica da qual se recorde, o potencial para a estereopsia ainda assim está presente e pode ganhar vida, inesperadamente, se for possível obter um bom alinhamento dos olhos. É notável isso ter aparentemente ocorrido com Sue após um período latente de quase cinquenta anos.

Embora Sue de início pensasse que seu caso fosse único, descobriu pela internet várias outras pessoas com estrabismo e problemas afins que obtiveram inesperadamente a visão estereoscópica com ajuda de terapia visual. O caso dessas pessoas, como o de Sue, sugere que se alguém possuir até mesmo pequenas ilhas de função no córtex visual, pode haver uma chance razoável de reativá-las e expandi-las mais tarde, apesar de um lapso de décadas.

Seja qual for sua base neurológica, o aumento do mundo visual de Sue proporcionou-lhe efetivamente um sentido adicional, uma circunstância que o resto de nós dificilmente pode imaginar. Para ela, a estereopsia continua a ter a qualidade de uma revelação. "Depois de quase três anos", ela escreveu, "minha nova visão continua a me surpreender e deleitar. Num dia de inverno, saí correndo da sala de aula para um almoço rápido em uma lanchonete. Depois de dar alguns passos fora do prédio, parei de chofre. A neve caía preguiçosamente à minha volta em flocos grandes e úmidos. Eu podia ver o espaço entre cada floco, e todos os flocos juntos produziam uma bela dança tridimensional. No passado, a neve me pareceria cair em uma lâmina plana ligeiramente à minha frente. Era a mesma sensação de olhar para um globo de neve de brinquedo. Mas agora eu me sentia dentro do globo de neve, em meio aos flocos. Esqueci o almoço e fiquei lá, olhando a neve cair durante vários minutos. Uma felicidade incomensurável se apoderou de mim. Um floco de neve pode ser lindíssimo — especialmente quando o vemos pela primeira vez."

PÓS-ESCRITO

Sete anos depois de adquirir a estereoscopia, Sue ainda se encanta com o seu "novo" sentido e acha que graças a ele seu mundo visual está infinitamente mais rico. Desde que me escreveu em 2004, ela continua a refletir sobre o que ocorre com ela e a fazer contato com muitas pessoas em situação semelhante e com estudiosos da visão. Em 2009 ela publicou um livro encantador e profundo sobre sua jornada, *Fixing my gaze: a scientist's journey into seeing in three dimensions*.

PERSISTÊNCIA DA VISÃO
Um diário

Em 17 de dezembro de 2005, um sábado, fui nadar de manhã, como de costume, depois decidi ir ao cinema. Cheguei alguns minutos antes do começo da sessão e me sentei no fundo da plateia. Não havia nenhum indício de algo incomum antes dos trailers. Comecei então imediatamente a tomar consciência de uma espécie de tremulação, uma instabilidade visual à esquerda. Pensei que seria o princípio de uma enxaqueca visual, mas logo percebi que, fosse o que fosse, afetava apenas o olho direito, por isso tinha de originar-se no próprio olho e não no córtex visual, como ocorre nas enxaquecas.

Quando a tela do cinema escureceu depois do primeiro trailer, o local da tremulação à esquerda acendeu como um carvão em brasa cingido de cores espectrais — turquesa, verde, laranja. Assustei-me: será que eu estava tendo uma hemorragia no olho, um bloqueio da artéria central da retina, um descolamento retiniano? Percebi em seguida um ponto cego no interior da área incandescente, pois olhando apenas com o olho direito para a esquerda, onde uma fileira de luzes no chão indicava a saída, constatei que todas as lâmpadas da frente estavam "faltando".

Senti o pânico assomando. Será que a área escura continuaria a aumentar até o olho direito ficar totalmente cego? Será que eu devia sair dali imediatamente? Procurar um pronto-socorro? Telefonar para Bob, meu amigo oftalmologista? Ou deveria ficar ali quieto e esperar que o problema se resolvesse espontaneamente? O filme começou, mas não prestei atenção; estava absorto em checar minha visão a intervalos de poucos segundos.

Por fim, dali a uns vinte minutos, saí bruscamente do cinema. Talvez tudo ficasse bem assim que eu me visse à luz do dia, no mundo real. Mas não. A tremulação abrandara-se um pouco, mas quando eu usava apenas o olho direito continuava a faltar um pedaço em forma de empadão no meu campo visual à esquerda. Voltei andando, quase correndo, ao meu apartamento, e telefonei para Bob. Ele fez algumas perguntas, sugeriu uns testes instantâneos e então me disse para procurar um oftalmologista imediatamente.

Duas horas depois eu estava no consultório do oftalmologista. Contei-lhe meu caso e indiquei o quadrante de cegueira no olho direito. Ele ouviu com atenção, impassível, e, depois de verificar meus campos visuais, pegou o oftalmoscópio e examinou o olho. Largou o instrumento, aprumou-se e me fitou, com olhos diferentes. Antes disso ele estava informal, despreocupado — não éramos exatamente amigos, mas éramos colegas, ambos médicos. Agora, subitamente eu estava em uma categoria muito diferente. Falou com cuidado, escolhendo as palavras; tinha um ar sério e preocupado. "Vejo pigmentação", ele disse, "alguma coisa atrás da retina. Pode ser um hematoma, ou pode ser um tumor. Se for tumor, pode ser benigno ou maligno". Pareceu respirar fundo. "Pensemos na pior hipótese", prosseguiu. Não sei bem o que ele falou em seguida, pois uma voz havia começado a gritar dentro da minha cabeça "CÂNCER, CÂNCER, CÂNCER...", e eu não conseguia mais ouvi-lo. Ele disse que me encaminharia o mais rápido possível ao dr. David Abramson, um renomado especialista em tumores oculares.

De volta ao meu apartamento naquela noite, testando meu olho direito, espantei-me ao ver que as barras horizontais do condicionador de ar pareciam todas deformadas, convergiam e entravam umas nas outras, enquanto as barras verticais divergiam. Não consigo me lembrar agora como foi que passei o resto da semana. Estava muito inquieto, fiz longas caminhadas e, dentro de casa, andei de um lado para outro. As noites, então, foram péssimas — eu precisava me derrubar com soníferos.

19 DE DEZEMBRO DE 2005: DIAGNÓSTICO

Consegui uma consulta com o dr. Abramson logo cedo na segunda-feira. Kate, minha grande amiga e assistente, foi comigo para dar apoio moral. O dr. Abramson, homem tranquilo, discreto, comedido e reservado, tinha um brilho travesso nos olhos. "Prazer em conhecê-lo", eu disse.

"Já nos conhecíamos", ele respondeu, e me lembrou de que fora meu aluno nos anos 1960. Tinha vívidas lembranças das minhas aulas e de algumas das minhas idiossincrasias. Recordou que em toda a sua vida de estudante de medicina meu curso fora o único que sempre concluía a semana com um debate aberto acompanhado de uma xícara de chá. Era curioso, pensei (e talvez ele também) que mais de 35 anos depois de ter sido seu mentor eu agora fosse seu paciente. Ele fez um exame preliminar dos meus olhos e pingou colírio para dilatar as pupilas. Em seguida, fotografou e examinou a retina com ultrassom. Falamos pouco durante esses exames. Depois fomos para uma sala maior e nos sentamos. O dr. Abramson trouxe um modelo grande do olho, com um corte para revelar sua anatomia interna. Pegou um objeto preto de aparência hedionda — irregular, espiralado, lembrava uma pequena couve-flor — e o posicionou próximo à entrada do nervo óptico. O significado era claro: eu tinha um tumor, e maligno. Lembrei que, na Inglaterra, o juiz usa um barrete preto antes de pronunciar a sentença de morte. Aquela couve-flor negra tinha o mesmo significado. Senti que havia recebido a sentença de morte.

"É um melanoma", ele confirmou, mas emendou logo que raramente os melanomas oculares sofrem metástase — pouquíssimas eram as probabilidades de que se espalhasse além do olho. Ainda assim, não se podia deixar que ele persistisse e crescesse no olho, sem tratamento. Até recentemente, o procedimento recomendado era a remoção total do olho (ele próprio fizera milhares dessas enucleações durante anos), mas agora se achava que a radiação podia ter a mesma eficácia, permitindo manter o olho e a visão remanescente. O dr. Abramson mal terminara a explicação e eu já estava perguntando quando seria feita a tal radiação — amanhã? Ele respondeu que haveria uma espera de três semanas, pois os feriados de Natal e Ano-Novo estavam chegando, mas me assegurou que durante esse período não ocorreria um crescimento significativo do tumor; essas coisas tendem a crescer muito lentamente. Seria preciso algum tempo para produzir a placa radioativa, que seria feita sob medida para focalizar a radiação precisamente sobre o tumor. E então a placa seria colocada na lateral do meu olho, o que iria requerer o desligamento de um dos músculos oculares. Em uma segunda operação, alguns dias mais tarde, a placa seria removida, e o músculo religado.

Meu tumor decerto levara algum tempo para atingir esse tamanho, ele acrescentou, e perguntou se eu observara alguma falha no meu campo visual nos últimos meses. Infelizmente, eu nunca verificara. Nunca notara nada de errado até dois dias antes, no cinema, e depois vira aquelas distorções visuais esquisitas, a deformação das horizontais e verticais durante o fim de semana. Isso, explicou o dr. Abramson, era devido ao inchaço e distorção da retina, e desapareceria quando o tumor e o edema a ele associado regredissem com o tratamento. Mas se as distorções piorassem, ele sugeriu, eu poderia usar um tapa-olho por algumas semanas até que elas cessassem.

Praticamente todos os melanomas oculares são sensíveis à radiação, ele prosseguiu. Havia uma boa chance de que o tumor fosse morto pela radiação, seguida, se necessário, por aplicação de laser. Infelizmente o meu tumor estava em um local ruim — pouco mais de cem células, um milímetro apenas, distante da fóvea, a parte da retina onde se forma a imagem e a acuidade visual é máxima. Mas se fosse possível frear o avanço do tumor, ele disse, eu conservaria, por algum tempo, a visão 20/20 que sempre tive nesse olho. Posteriormente poderia ocorrer alguma perda de visão, devido aos efeitos tardios da radiação. Ainda assim, eu deveria ter uma substancial "janela" — talvez anos — de boa visão antes que isso ocorresse.

"Você provavelmente dá notícias desse tipo a muitos pacientes", comentei com o dr. Abramson. Perguntei como *eu* parecia ter recebido a notícia. Com muita calma, ele respondeu, mas ainda seria preciso digeri-la.

19 DE DEZEMBRO DE 2005

Acordo de um pesadelo. No momento em que abro o olho direito, percebo algo errado. A Escuridão avançou um pouco — agora quase não posso ver nada à esquerda. Estou calmo e racional na superfície; sei que, com o dr. Abramson, estou nas melhores mãos possíveis, mas sinto dentro de mim uma criança apavorada, gritando por socorro.

21 DE DEZEMBRO DE 2005

Ter câncer, qualquer câncer, significa uma mudança instantânea de condição, uma mudança instantânea na vida. O diagnóstico é um limiar além do qual está toda uma existência, por mais longa que venha a ser, de exames, tratamentos, vigilância — e sempre, consciente ou inconsciente, uma sensação de reserva quanto ao futuro. Hoje, o primeiro dia do inverno, preciso fazer exames de função do fígado. Será que o monstro se alastrou para o meu fígado? Terá garras nas minhas entranhas? Morrerei de melanoma? Esse pensamento não me abandona nem por um momento.

Fiz um trato com o tumor: pode ficar com o meu olho, se fizer questão, contanto que deixe o resto de mim em paz.

No Hospital Memorial Sloan-Kettering há uma passarela especial com uma indicação: "Reservado para Pacientes do MSK". Eu já a notara outras vezes, ao visitar pessoas ali internadas. "Coitados", eu pensava quando via gente usando aquela passarela. Agora quem segue por ela sou eu.

Colhem meu sangue — estará normal? Exame de rotina: pulso, pressão arterial etc. Minha pressão está um pouco alta, 150/80 — normalmente é de 120/70. O elevador para as salas de raio X parece ter uma estranha forma trapezoide, com as paredes convergindo no fundo. Será parte do mundo da casa dos espelhos, o mundo de distorções métricas e topológicas que terei de atravessar? Kate me assegura que desta vez, pelo menos, não são os meus olhos. O elevador é mesmo trapezoide.

Depois de uma bateria de exames e preenchimento de papéis no hospital, volto ao consultório do dr. Abramson, a alguns quarteirões. Começo a conhecer o lugar e o pessoal que lá trabalha, e eles agora estão começando a me conhecer. Entrei para um novo clube: o Clube do Melanoma Ocular da Grande Nova York (eu que já sou membro do Clube Mineralógico de Nova York... e da Sociedade Estereoscópica de Nova York, da qual talvez logo me torne o único sócio monocular).

"21 de dezembro, primeiro dia do inverno", digo a Kate.

"Um dia auspicioso", ela replica, tentando me animar. "Os dias começam a ficar mais longos."

"Os seus talvez", retruco azedo.

22 DE DEZEMBRO DE 2005

4h00: Acordei. Frio. O medo. Abro o olho direito. A Escuridão voltou a crescer, está querendo rodear minha ilhazinha de visão, meu ponto de fixação, minha fóvea. Logo ela será totalmente engolfada.

10h00: Visão muito melhor. Acho que minha observação das 4 da manhã estava relacionada à penumbra do quarto e ao fato (agora estou aprendendo) de que a área cega, o escotoma, varia conforme a iluminação — pode ficar maior e até anular a visão central se a luminosidade for pouca.

Quando fecho o olho direito, vejo novamente luzes brilhantes, as luzes ofuscantes que são os arautos da cegueira. Um crescente em forma de concha, com borda em Technicolor, logo acima do meu ponto de fixação.

23 DE DEZEMBRO DE 2005

Percebi que, quando uso apenas o olho direito, não consigo ler — as linhas são indistintas, escorregadias, imensamente distorcidas, e tremem de momento a momento. Eu não imaginava que isso me aconteceria tão cedo. Talvez eu tenha evitado ler nestes últimos dias, ou lido apenas com o olho esquerdo, sem me dar conta. Agora tendo a fechar o olho direito quando leio — isso é inconsciente, involuntário, quase automático.

24 DE DEZEMBRO DE 2005

Acordei depois de uma boa noite de sono e, com o sol da manhã se derramando pela janela, esqueci por um momento que sou uma "vítima do câncer". Sentia-me bem, e os sintomas visuais não eram intrusivos. Sentir-me bem é sempre algo perigoso para mim — tenta-me a excessos. De manhã, na piscina, nadei por tempo demasiado: uma hora, principalmente de costas, mas depois fiz várias chegadas em estilo livre, coisa que o dr. Abramson desaconselhou (talvez porque isso tenda a aumentar o edema na retina), seguidas por meia hora de exercícios vigorosos com bola e na esteira. Foi aí que minha visão voltou a incomodar — testando o olho direito uma hora depois, descobri que não conseguia ler nem as manchetes do *New York Times*. Isso me apavorou, pois me mostrou como é perder a visão central.

Agora, duas horas e meia depois, o edema está se abrandando (se é que era edema), embora a visão do olho direito ainda esteja instável: as linhas e superfícies serpenteiam e se recurvam. Acho mais fácil pôr uma venda no olho direito e usar só o esquerdo, que pelo menos tem visão estável.

Dentro da margem flamejante, coruscante, do escotoma, continuamente se formam as mais variadas imagens involuntárias — rostos, figuras, paisagens. Já me ocorreram imagens parecidas brevemente, no início de uma enxaqueca ou antes de adormecer, mas nunca, pelo que me lembro, essa formação contínua de imagens mentais como agora.

25 DE DEZEMBRO DE 2005

Todo mundo diz "Feliz Natal!", e eu retribuo, mas este é o Natal mais desolador que já passei. O *New York Times* de hoje traz fotos e histórias de várias personalidades que morreram em 2005. Estarei nessa lista em 2006?

Kate tenta manter o otimismo. "O dr. Abramson falou que isso não vai matar você", argumenta. "Venha o que vier, nós vamos enfrentar". Não sei, não. A ideia da cegueira me apavora, tanto quanto pensar na possibilidade de estar entre o desafortunado um por cento.

30 DE DEZEMBRO DE 2005

8h00: Hoje cedo, quando abri os olhos, a nuvem escura no olho direito estava muito maior. Sentei-me, olhei pela janela com o olho direito e quase não vi céu nenhum; depois olhei para o centro do ventilador no teto e descobri que três das cinco pás estavam quase invisíveis para esse olho — eu só conseguia enxergar os tocos das pás, próximos do meu ponto de fixação.

10h00: Agora, duas horas após ter me levantado, percebo que o escotoma regrediu e que posso ver todas as pás, exceto uma. A posição é importante, pois o edema parece acumular-se quando me deito na horizontal à noite — talvez convenha dormir com a cabeça apoiada.

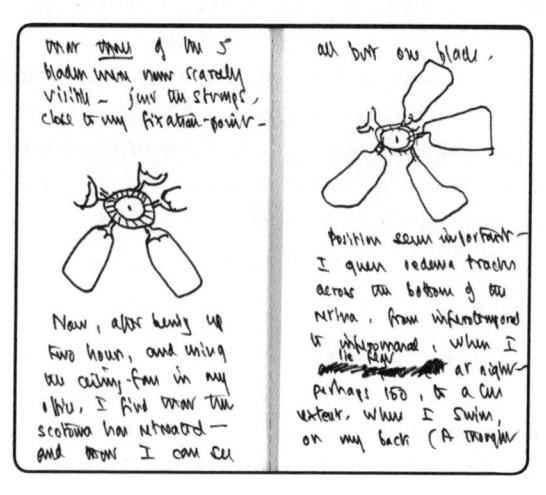

Tenho dificuldade para me concentrar, me aquietar. Difícil, também, escrever — não escrevi nada (exceto breves cartas) desde que concluí um capítulo sobre epilepsia musicogênica há uma semana —, embora venha pelo menos pensando sobre sinestesia e música.

16h00: Humor e energia muito melhores! Acabei de escrever a maior parte de "Música colorida", meu capítulo sobre sinestesia.

1º DE JANEIRO DE 2006

Neste dia de Ano-Novo, vejo-me acalentando medos e esperanças, enfrentando desafios inéditos para mim. Há uma pequena mas significativa chance de que seja meu último ano — mas venha ou não a sê-lo, minha vida certamente se transformará, já se transformou, de um modo radical. Questões de amor e trabalho, do que mais importa, assumiram intensidade e urgência especiais.

5 DE JANEIRO DE 2006

Ando impaciente e aborrecido por ter de esperar tanto pela cirurgia. Terá esse período de feriados custado um tempo precioso, permitido que o tumor continuasse a roer minha visão? O dr. Abramson me garante que fará tudo ao seu alcance para matar o tumor e preservar minha visão tanto quanto possível. E fico feliz por tê-lo reencontrado (apesar das circunstâncias). Ele é não só um médico brilhante, mas também um homem extremamente sensível — coisa importantíssima quando se lida com quem tem câncer. Nunca parece apressado nem impaciente. Ouve atentamente o que digo e responde com grande delicadeza e tato. Acho que ele me entende — a mim e ao melanoma.

8 DE JANEIRO DE 2006

Tive um sono agitado esta noite, sonhos e preocupações com o olho, com a visão — e também com a vida. Temores de todo tipo percorrem minha mente em disparada, misturados a lamentação e recriminações (inúteis) pelo fato de o tumor não ter sido diagnosticado antes. Por que não percebi a importância daquelas densas linhas onduladas, das estrelinhas e tufos que por meses eu andava vendo no teto branco da piscina sempre que nadava de costas? Como pude chegar ao absurdo de menosprezá-los como "fragmentos de enxaqueca" ou reflexo dos meus cílios nos óculos de natação, quando um experimento rápido poderia me mostrar — como descobri ontem — que eles só eram vistos com o olho direito e também eram visíveis sem os óculos de natação? Eu podia, eu *devia* ter prestado atenção, questionado, buscado esclarecimento meses atrás.

Bob, no entanto, acha que isso não teria feito uma diferença apreciável, mas o que é condenável — e nisso fico furioso com meu ex-oftalmologista, com Kate e comigo mesmo — é que meu exame oftalmológico "anual", não sei por quê, deixou de ser feito por dois anos consecutivos, portanto fiquei 32 meses sem um exame dos olhos. Esse atraso poderia, talvez, ter-me custado a visão e até a vida — mas não devo pensar nisso; devo é me concentrar na sorte que tenho porque a coisa foi pega agora e, segundo o dr. Abramson, é totalmente tratável.

9 DE JANEIRO DE 2006: CIRURGIA

10h00: Dentro de aproximadamente uma hora irei para a cirurgia; não sei até que ponto ficarei consciente, nem se quero ficar. Em operações anteriores — no ombro e na perna — eu estava ávido para saber, quase para participar dos procedimentos. Desta vez gostaria de estar totalmente inconsciente. Kate e Bob estão aqui comigo, tentam me tranquilizar e me distrair.

17h00: *Fiquei* inconsciente durante o procedimento — que alegria, que delícia! À medida que o fentanil foi fazendo efeito, a dor ciática que me atormenta há meses foi desaparecendo, e mergulhei numa inconsciência mais profunda que o mais profundo dos sonos. Quando acordei, o dr. Abramson me fez uma ou duas perguntas para testar minha orientação e condição cognitiva. Onde eu estava? O que tinha sido feito? Respondi que estava na sala de recuperação e que ele desligara o músculo reto lateral do olho direito e colocara a placa contendo radioiodo (I-125, para ser preciso) na esclera. Lamentei que não fosse rutênio radioativo em vez de iodo (tenho uma queda pelos metais do grupo da platina), mas pelo menos 125 era memorável por ser o menor número que era a soma de dois quadrados de dois modos diferentes. Espantei-me quando disse isso; não pensara nada de antemão. Veio à mente de supetão. (Alguns minutos depois, percebi um engano: 65 é o menor dos números com essas características.) Continuei em um estado loquaz, ligeiramente eufórico e — coisa atípica em mim — simpático e sociável. Bati papo com todas as enfermeiras. Kate veio me visitar na sala de recuperação (depois me contou que precisou assegurar às enfermeiras que minha pulsação baixa era normal, pois sou um nadador de longa distância).

Agora, seis horas depois, deitado, vejo centelhas, cintilações ocasionais no olho direito. Pergunto-me se serão partículas ou raios emitidos pelo radioiodo que atingem minha retina. (Isso me recorda os relógios radioativos que meu tio Abe fazia, e como eu os comprimia contra minhas pálpebras fechadas quando menino para ver cintilações parecidas... isso poderia ter ajudado a causar o tumor?)

Meu olho está coberto por um grosso chumaço de gaze e uma venda rígida para protegê-lo de solavancos. Na porta do meu quarto há uma placa com alerta de radioatividade. Só se pode entrar obedecendo a instruções — e eu não posso sair. Não são permitidas mulheres grávidas nem crianças, e ninguém pode me beijar enquanto a placa radioativa estiver instalada. Não me é permitido ir para casa; estou detido no hospital. Estou "radioativo".

10 DE JANEIRO DE 2006

4h00: Levantei inquieto, não consigo mais dormir. A venda pressiona meu olho, me oprime (um engraçadinho teve a ideia de me trazer um livro chamado *The blindfold*, mas minha ciática — que me atormentava havia meses — continua misteriosamente em suspensão. O quarto está sossegado, nada para fazer, posso contemplar as lentas águas do rio East.

9h00: Olhando pela janela com o olho esquerdo, que não está vendado, espanto-me ao ver carros em galhos de árvores, como brinquedos. Com um olho tampado, não tenho nenhuma sensação de distância nem profundidade — uma prévia de como será se eu perder a visão central do olho direito.

15h00: Visitas e telefonemas ininterruptos desde cedo. Maravilhoso — mas cansativo. Kate saiu, foi procurar algo que me conforte o estômago e o espírito, e voltou com *bagel* e salmão; outros amigos trouxeram-me chocolates e frutas, sopa de bolas de matzá, pão challah e arenque em shmaltz. Arenque e peixe defumado é o que mais tenho vontade de comer quando estou abatido. Com tudo isso e mais a comida do hospital, estou bem abastecido e satisfeito por estar sozinho agora.

16h00: Um manto cobriu a cidade — uma tênue névoa cinzenta torna o rio East invisível e abranda os contornos pesados dos prédios à minha volta. Um manto belo e delicado.

17h00: Uma pontada no olho, seguida por um tumulto de formas roxas raiadas, estrelas-do-mar, margaridas, expandindo-se a partir de uma infinitude de pontos separados. O tumulto parece ocupar todo o campo visual. Ele me fascina e me assusta. Estará acontecendo alguma coisa anormal, atípica, antilógica lá dentro? Ou será meu cérebro preenchendo vazios, gerando visões em reação ao desligamento da visão do olho operado?

19h00: O dr. Abramson veio para uma longa conversa por volta das seis da tarde. Como eu estava me sentindo em geral? E quanto ao olho? Descrevi minha "tempestade visual", as estrelas-do-mar etc. Ele achou que provavelmente foi uma reação retiniana à radiação. Aproveitando a deixa, mencionei minha ideia — meio a sério, meio de brincadeira — de que a radioatividade no meu olho talvez seja forte o suficiente para fazer fulgurar os meus minerais fluorescentes. Talvez eu possa fazê-los brilhar fixando neles o meu olho radioativo, os meus *raios* — seria um truque genial para impressionar os amigos! O dr. Abramson achou graça, disse que eu devia pedir a Kate para trazer os minerais, e ele então tiraria meu curativo para que eu pudesse tentar.

Ele também explicou que, daqui a algumas semanas, talvez seja uma boa ideia fazer uma aplicação de laser na retina, para matar células malignas que possam ter sobrevivido à radiação. Mas o meu tumor está situado quase em cima da fóvea, e se ela for destruída, perderei totalmente a visão central. Ele pensou em um meio-termo: aplicar o laser nos dois terços do tumor que estão mais distantes da fóvea, mantendo uma boa distância dela. Também mencionou alguns tratamentos mais novos: injeções de uma substância no olho que possa impedir o crescimento de vasos sanguíneos dentro do tumor e, assim, matá-lo por falta de sangue, e uma nova vacina antimelanoma, ainda experimental. Mas tudo isso, por enquanto, está no futuro, é hipotético; ele torce para que a radiação e o laser deem conta do recado.

Enquanto isso, tenho ainda 32 horas até quinta-feira à tarde, quando será feita outra cirurgia para remover a placa radioativa.

11 DE JANEIRO DE 2006

Meu grande amigo Kevin apareceu aqui às 6h15, uma surpreendente mas muito bem-vinda figura de enormes sobrancelhas peludas. Vinha de sua ronda matinal e ainda trajava o jaleco branco. "Olhe só!", ele disse, apontando para a janela, e eu olhei e vi uma delicadíssima aurora rosada transfundindo-se no céu noturno, seguida por um fumacento nascer do sol sobre o rio East, que me lembrou Krakatoa.

Meu escotoma não é bem um ponto cego; parece mais uma janela, através da qual vejo prédios estranhos, figuras que se movem, pequenas cenas a desenrolar-se diante de mim. Em outros momentos, vejo escrita, letras embaralhadas que não consigo ler — hieróglifos ou runas — em toda a área do escotoma. Uma vez vi um imenso segmento circular com números, pareceu-me parte de um relógio ou calendário asteca. Não tenho o poder de influenciar essas visões; elas acontecem autonomamente e não têm ligação, que eu possa discernir, com o que estou pensando ou sentindo. As centelhas, as tempestades visuais, podem provir da minha retina, mas essas visões com certeza vêm de um nível superior, têm de ser construídas no meu cérebro, recorrendo, mesmo que indiretamente, a seu estoque de imagens.

Se fico olhando para alguma coisa e depois fecho os olhos, continuo a vê-la com tanta nitidez que quase duvido de que os fechei. Um exemplo espantoso aconteceu alguns minutos atrás, quando eu estava no banheiro. Eu tinha lavado as mãos, estava olhando para a pia quando, não sei por quê, fechei o olho esquerdo. Continuei a ver a pia em todos os seus detalhes. Voltei para o quarto, matutando: esse curativo no olho direito deve ser totalmente transparente! Foi meu primeiro pensamento — absurdo, como um instante depois me dei conta. O curativo não tinha *nada* de transparente — era um grande bloco de plástico, metal e gaze com mais de um centímetro de espessura. E debaixo dele o meu olho ainda tinha um músculo desligado e não podia enxergar coisa alguma. Durante os cerca de quinze segundos em que mantive o olho são fechado não podia ter visto nada. No entanto, *vi* a pia — tão nítida, brilhante e real quanto poderia ser. Sei lá por que razão, a imagem na minha retina, ou no meu cérebro, não estava sendo apagada do modo normal. E não se tratava meramente de uma pós-imagem. As pós-imagens, pelo menos para mim, são extremamente breves e pobres — se olho para uma lâmpada, posso ver seu filamento incandescente por um ou dois segundos. Essa imagem que eu via agora era tão detalhada quanto a realidade. Continuei a ver a pia, o armário ao lado dela, o espelho acima, a cena inteira por uns bons quinze segundos — uma genuína persistência de visão. Algo muito esquisito estava acontecendo no meu cérebro. Eu nunca vivenciara um fenômeno assim. Seria isso — como minhas imagens involuntárias, minhas alucinações de desenhos, de pessoas — simplesmente uma consequência de ter um olho vendado? Ou seria a retina cancerosa, irritada, semidestruída, agora acesa pela radiação do radioiodo, enviando estranhos sinais descontrolados para o meu cérebro?

12 DE JANEIRO DE 2006

8h00: Hoje à tarde, após exatamente 76 horas, o implante radioativo será removido, e o músculo desligado será religado; se tudo correr como deve, terei alta amanhã.

18h00: Pensei que esta cirurgia seria tão tranquila e indolor quanto a anterior, mas quando passou o efeito da anestesia, a dor que senti foi a pior de toda a minha vida — me deixou arquejante. Só consigo evitá-la mantendo o olho absolutamente imóvel; o menor movimento parece dilacerar o músculo ocular recém-religado.

19h00: O dr. Abramson veio examinar meu olho. Tirou a venda; vi tudo borrado, mas ele disse que isso passaria em mais ou menos um dia. Deu-me instruções minuciosas para pingar colírio várias vezes por dia, disse para eu não me preocupar se tiver visão dupla transitoriamente e para me sentir à vontade para telefonar-lhe, dia ou noite, se achar que alguma coisa atípica está acontecendo.

Tenho a desagradável sensação de que o olho está grudento, com uma crosta, deve ser de tanto colírio. Preciso lutar contra o impulso de esfregá-lo.

MEIA-NOITE: Finalmente a dor começa a ficar tolerável. Nas últimas seis horas tomei doses colossais de Percocet e Dilaudid. Nada parecia afetar a dor até que, uma hora atrás, o dr. Abramson prescreveu uma dose caprichada de Tylenol. Curiosamente, isso funcionou onde os opiáceos não haviam ajudado.

13 DE JANEIRO DE 2006

Voltei para casa hoje de manhã. Em geral um paciente fica feliz por sair do hospital, mas eu lamentei. Lá eu estava cercado por pessoas atenciosas que cuidavam de tudo de que eu precisava; sempre recebia visitas, era paparicado. Agora tudo isso acabou, estou de volta ao meu apartamento, sozinho. Não posso sair — caiu uma nevasca, as ruas estão congeladas —, e não me atrevo a andar lá fora tendo, para todos os efeitos, apenas um olho funcionando no momento.

15 DE JANEIRO DE 2006

7h00: Tivemos uma tempestade de neve, um vendaval uivante durante a noite, mas o que posso ver agora de tudo isso me parece bonito. De manhã sempre é pior. Acordo com uma janela de visão no olho direito, pequena e embaçada, atravessada por listras e manchas móveis e grande distorção das horizontais e verticais, como as que são vistas através de uma lente olho de peixe.

10h00: Quase uma semana se passou desde a cirurgia, e estou farto de ficar em ambiente fechado; arrisquei-me a sair, apesar da neve, segurando no braço de um amigo. Lá fora faz um frio tremendo, venta e está tudo congelado. As rodas dos veículos giram em falso; vimos um carro, estacionado sobre gelo, ser empurrado pela ventania por uns bons cinco centímetros.

No olho direito tudo parece nadar, e não só metaforicamente — estou olhando através de um filme ou líquido móvel. Todas as formas parecem fluidas, distorcidas, em movimento. Imagino minha retina quase flutuando no líquido acumulado por trás dela, mudando de forma como uma água-viva, ou talvez um colchão de água.

Olhando pela janela para um prédio alto e retangular do outro lado da rua, vejo-o, como numa casa dos espelhos, com o topo, ou a parte do meio (dependendo de onde fixo o olhar), alargado e bulboso. Isso acontece com todas as verticais; as horizontais tendem a ser comprimidas umas contra as outras. No espelho do banheiro, a parte superior do meu reflexo é distorcida: minha cabeça parece grotescamente achatada.

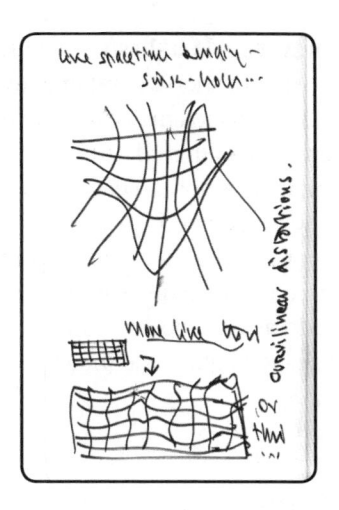

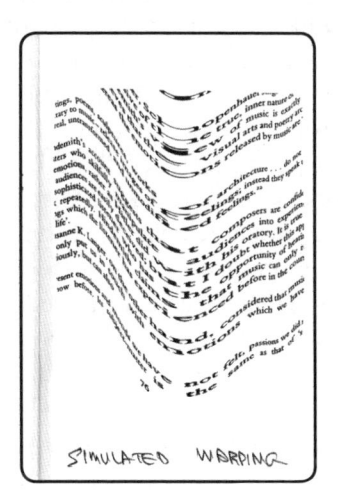

Explicaram-me que esses efeitos provêm do edema sob a retina e sumirão dentro de poucos dias. Nem sempre consigo acreditar nisso; sinto que algo próximo da cegueira no olho direito me atingiu mais depressa do que eu pensava (ou de que outros poderiam prever). Além disso, suspeito que houve uma demora fatal entre o diagnóstico e o tratamento. De que naquelas três semanas ocorreu um dano adicional e irreversível, conforme a visão se deteriorou, passando de um ponto cego não muito grande para praticamente a obliteração de todo o hemisfério visual superior. Não posso deixar de pensar que o melanoma deveria ter sido tratado como uma emergência e submetido à radiação sem demora. Tenho certeza de que estou sendo irracional, e espero estar equivocado nesse aspecto — mas ele forma um núcleo de desconfiança e suspeita que pode inflar e se transformar num tornado de paranoia.

16 DE JANEIRO DE 2006

Acabo de escrever a Simon Winchester contando que gostei muito de ouvir seu audiolivro *Outposts*.

Vivo em um mundo de palavras, e necessito ler; grande parte da minha vida é ler. Isso agora está difícil, com o olho direito temporariamente fora de uso, e o esquerdo com seus velhos problemas. Levei um soco no olho esquerdo quando menino, o que resultou numa catarata, e desde então ele tem visão abaixo do normal. Isso não tinha importância quando meu olho dominante possuía visão 20/20, mas agora tem. Meus óculos de leitura costumeiros não são fortes o bastante para o olho esquerdo; sou obrigado a usar lente de aumento, o que torna a leitura muito mais lenta e me impede de abranger a página como um todo.

Fui à livraria com Kate em busca de livros com letras grandes — descobri desolado que quase todas as obras com letras grandes que eles têm são manuais de "faça você mesmo" ou romances açucarados. Não encontrei quase nenhum livro passável em toda a seção de obras com letras grandes. Parece até que os deficientes visuais também são considerados deficientes intelectuais. Estou com vontade de escrever um artigo para o *Times* esbravejando sobre isso. Os audiolivros têm mais opções, mas toda a minha vida eu fui um leitor, e em geral não gosto que leiam para mim. O audiolivro de Simon Winchester foi uma agradável exceção à regra.

17 DE JANEIRO DE 2006

O dr. Abramson alertou-me que enquanto a retina ainda estiver nadando no edema haverá dias em que enxergarei muito bem e outros em que estarei quase cego. Mesmo assim, tenho reações exageradas a essas flutuações: exulto nos momentos bons, me desespero nos maus. "I librate between a glum and a frolic" ["Libro entre o desalento e o festejo"], como disse Auden em seu poema "Talking to myself".

Sinto uma falta terrível de nadar — a piscina é onde me sinto melhor, penso melhor, e preciso dela todos os dias. Mas não estou liberado para nadar por duas semanas depois da cirurgia. O dr. Abramson tem plena consciência do que é essa privação para mim; ele também é um nadador inveterado — pendurou nas paredes do seu consultório várias medalhas que ganhou. Ele poderia ter sido atleta profissional se não houvesse escolhido a medicina.

Como não quis incomodar o dr. Abramson (embora ele dissesse que eu podia telefonar a qualquer hora), liguei para Bob hoje de manhã e pedi que examinasse meu olho. Ele trouxe o oftalmoscópio, dilatou a pupila, fez um exame longo e meticuloso, depois resumiu o que viu: o melanoma como uma montanha negra no meio da retina; um lado tão íngreme que parece "um penhasco", ele disse. Não encontrou sinais de hemorragia nem de nada errado. Mas a luz cegante do oftalmoscópio me deixou totalmente sem visão central nesse olho por várias horas. Tudo o que eu olhava com o olho direito desaparecia — o centro do relógio sumia, restando ao seu redor um halo de visão periférica (que apelidei de "visão bagel"). Fiquei horrorizado. Se uma coisa dessas fosse permanente e afetasse os dois olhos, seria terrivelmente incapacitante — será com isso que as pessoas com degeneração macular têm de conviver?[1]

---

[1] Muitas pessoas com degeneração macular ainda conseguem levar uma vida ra-

18 DE JANEIRO DE 2006

MEIO-DIA: O olho ainda estava muito anuviado e dilatado às nove da manhã, mas nas últimas três horas isso diminuiu, e o 12 e o 1 começam a ser visíveis novamente quando fixo o olhar no centro do relógio.

Mas algo aconteceu com a percepção das cores no olho. Quando saí de manhã para uma caminhada, avistei na sarjeta uma vistosa bola de tênis verde, mas ela perdeu totalmente a cor quando a olhei só com o olho direito. O mesmo aconteceu com uma maçã verde e com uma banana: as duas ficaram cinzentas, horríveis. Segurei a maçã com o braço esticado e vi o centro acinzentado circundado pelo verde normal, como se a visão em cores estivesse preservada ao redor da fóvea, mas não nela. Os azuis, verdes, malvas e amarelos parecem todos atenuados ou perdidos; os vermelhos vivos e os laranjas são os menos afetados; quando peguei uma laranja na fruteira para fazer um teste, sua cor pareceu quase normal.

25 DE JANEIRO DE 2006

Hoje e ontem, décimo segundo e décimo terceiro dias depois do fim do tratamento com radiação, observei, pela primeira vez em uma semana, sinais inequívocos de melhora. As maçãs começaram a recobrar sua cor verde, e a acuidade também melhorou. Na noite passada, consegui ler em letras de tamanho normal (a autobiografia de Luria) durante meia hora antes de dormir. Desde o dia em que fui para o hospital, por boa parte do mês eu não conseguira ler até adormecer, como é meu costume.

Mas continuam os sonhos estranhos, quase pesadelos. Em um deles, duas noites atrás, pessoas eram torturadas, cegadas

---

zoavelmente completa e independente. Uma paciente minha, idosa e lépida, contou-me que por cinco anos depois de perder a visão central por degeneração macular ela "funcionou muito bem com a visão periférica". Ainda podia fazer caminhadas, localizar-se na rua, apesar de ser legalmente cega, com visão 20/200 ou inferior.

com agulhas quentes cravadas nos olhos. Quando chegou minha vez, me debati, soltei um grito abafado e me forcei a acordar. Ontem despertei (ou talvez estivesse só meio adormecido) com relâmpagos. Fiquei surpreso — não havia previsão de tempestade — e esperei pelo trovão. Não trovejou. O céu estava limpo. Percebi então que provavelmente fora um lampejo da minha retina lesada e anormalmente ativa. Eu tivera cintilações antes, e fulgurações, mas nunca desse tipo.

Esta manhã, sonhei com um bosque de árvores-do-chá, as quais, eu pensava no sonho, exerciam uma poderosa proteção contra o câncer para quem vivesse debaixo delas.

26 DE JANEIRO DE 2006

São apenas 8h00 e nove pessoas já aguardam na sala de espera do dr. Abramson. Será que elas, será que todos nós aqui temos melanoma ocular? Hoje não há crianças, mas vejo vários adultos ainda jovens, homens e mulheres, embora o melanoma ocular seja mais comum depois dos sessenta anos. Será que *eu* aos quarenta ou aos vinte anos já andava por aí com um gene que predispõe ao melanoma ocular? Ou terá sido uma mutação, uma das muitas, cada vez mais frequentes neste nosso planeta poluído, carcinogênico?

Conto ao dr. Abramson sobre a perda temporária da visão central no olho direito depois da luz cegante do oftalmoscópio de Bob e sobre as mudanças de cores que notei desde então. Ele diz que tudo isso, ainda que talvez tenha sido exacerbado pela cirurgia, radiação e luz cegante, provavelmente é temporário e deve desaparecer. Ele me examina e vê uma pequena necrose e calcificação do tumor — o resultado esperado da radiação. Sua impressão: estamos "no rumo", mas eu provavelmente precisarei de um "retoque" de laser dentro de mais ou menos um mês. Não preciso mais limitar minhas atividades, estou liberado para nadar. Viva!

19h00: Apesar de tudo, não foi uma semana totalmente improdutiva. Kate digitou (e ampliou) dois dos meus capítulos sobre música para eu revisar, e falei com várias pessoas com sinestesia esta semana, todas fascinantes a seu modo. Talvez, apesar das minhas dificuldades para ler e da minha obsessão em testar os campos visuais, as mudanças de cor etc., eu ainda possa ter esperança de concluir meu livro sobre música.

Nas semanas seguintes, continuei a sentir oscilações, com o olho direito quase cego em certos dias e melhor em outros, com distorções "olho de peixe" e muita sensibilidade à luz. Precisei usar óculos de sol de aviador para sair de casa, evitar sol ofuscante e clarões de *flash*, que poderiam cegar meu olho operado por horas. Andei com o olho vendado boa parte do tempo, para que a imagem normal do olho são não tivesse de competir com as distorções do olho direito. Em março, o dr. Abramson completou com uma aplicação de laser o meu tratamento com radiação, e duas semanas depois o edema finalmente começou a diminuir. Com isso, a visão do olho direito começou a se estabilizar, as distorções e a sensibilidade à luz foram desaparecendo gradualmente.

Permaneceram, porém, anomalias na percepção das cores, embora (ao contrário das distorções) elas não ficassem evidentes quando eu usava os dois olhos. Se eu fechasse o olho são, via-me subitamente em um mundo cromático diferente. Um gramado de dentes-de-leão amarelos de repente se transformava num gramado de dentes-de-leão brancos, e as flores mais escuras enegreciam. Uma vistosa samambaia verde, a selaginela, ganhava um tom índigo escuro quando eu a examinava com uma lupa usando o olho direito. (Meu olho direito sempre fora dominante, e apesar de agora estar muito pior do que o esquerdo, eu ainda tinha o gesto automático de pôr a lupa ou monóculo diante dele.)

Ocorriam também curiosas sufusões, ou difusões de cores. Por exemplo, quando eu olhava com o olho direito para uma flor cor de malva clara cercada por folhas verdes, o verde circundante ocupava toda a imagem da flor, e eu passava a vê-la dessa cor. Quando olhava para um prado de campânulas e fechava o olho esquerdo, elas se tornavam verdes e deixavam de se distinguir da vegetação em volta. Era como um truque de mágica — ora você vê, ora não vê —, e deveras impressionante, enxergar um mundo diferente em cada olho.

Quando o dr. Abramson me examinou em maio, disse que o edema desaparecera totalmente e que o tumor começara a encolher; com sorte, acrescentou, eu poderia contar com uma visão boa e estável por anos.

Tudo continuou bem nos dois meses seguintes, e eu fiz cada vez menos anotações nos grossos cadernos pretos intitulados "Diário do Melanoma". Só fui retomar as notas detalhadas depois de quase um ano. A partir de julho de 2006, porém, houve um retorno gradual dos problemas visuais — especialmente distorção, diminuição da acuidade e sensibilidade à luz — além de novamente algum crescimento de uma área do tumor.

O dr. Abramson usou o termo mais brando "persistência" para se referir ao fato, e achou que outra aplicação de laser, mas fraca, daria cabo do problema. Mas quando me submeti ao procedimento em dezembro, não ajudou. Começou a parecer que aquela estreita faixa da retina próxima à fóvea, que ele evitara cuidadosamente atingir com o laser para manter alguma visão central, teria, afinal, de ser sacrificada.

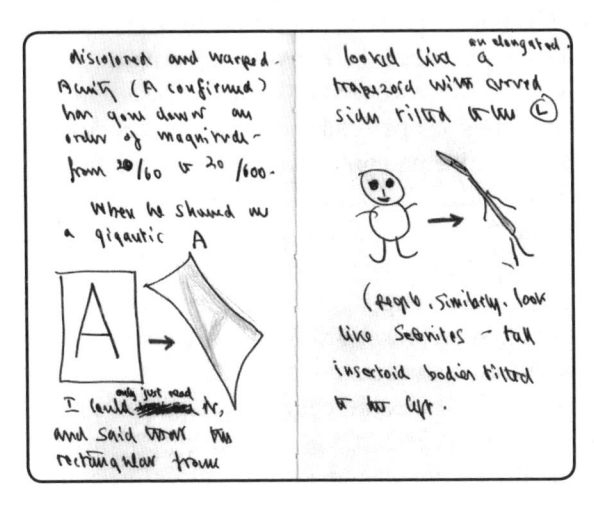

Em abril de 2007 as distorções se haviam extremado no olho direito, e isso afetava minha visão mesmo com os dois olhos abertos. Eu via as pessoas como figuras bizarras, alongadas como nas pinturas de El Greco, inclinadas para a esquerda — lembravam-me os selenitas insetoides ilustrados na minha edição de *Os primeiros homens da Lua*, de H. G. Wells. E o tipo de extensão visual que começara um ano antes, inicialmente limitada às cores, agora afetava tudo o que eu olhava. Os rostos, em especial, adquiriam protuberâncias translúcidas, intumescidas, quase protoplásmicas, como um retrato de Francis Bacon.

Descobri que estava fechando involuntariamente o olho direito com frequência cada vez maior. Sua acuidade, em maio de 2007, despencara para 20/600 — eu não conseguia ler nem a maior letra na tela. Até esse ponto eu considerara a perda da visão central um desastre, mas agora estava enxergando tudo tão mal e com tantas distorções que comecei a pensar na possibilidade de ser melhor para mim ficar sem a visão central no olho direito. Aumentava sem parar minha sensação de que havia cada vez menos a perder — por isso, marcamos uma terceira aplicação de laser que finalmente liquidaria o resto do tumor e, talvez, a visão central remanescente naquele olho.

JUNHO DE 2007

A aplicação de laser, duas semanas depois, levou cerca de uma hora e envolveu dezenas de minúsculas cauterizações. Saí do hospital com um pesado curativo no olho, para protegê-lo até passar o efeito da anestesia. Por volta das nove da noite, removi o curativo, sem saber o que veria ou não veria.

Vi uma enorme opacidade negra obscurecendo parcialmente a visão central, como uma ameba com pseudópodes. Parecia expandir-se, contrair-se, pulsar — mas sua borda era bem nítida. Introduzi um dedo nela, e o dedo desapareceu, engolfado por uma espécie de buraco negro. No espelho do banheiro, olhando meu reflexo, não consegui ver minha cabeça com o olho direito — via apenas os ombros e a parte de baixo da barba. Não enxergava a ponta da caneta quando escrevia.

Quando saí na manhã seguinte, via apenas a metade inferior das pessoas na rua. Lembrei-me do senhor Artifoni, do *Ulisses* de Joyce, "um par de robustas calças" a perambular por

Dublin. As ruas estavam cheias de saias e calças, pernas e quadris que se moviam sem sua metade superior. (Poucos dias depois o escotoma se expandiu, e eu só conseguia ver os pés das pessoas.) Isso, é claro, acontece quando fecho o olho esquerdo. Usando os dois olhos, minha visão é notavelmente "normal" — muito mais do que vinha sendo há meses, pois agora o olho direito não atrapalha o esquerdo. Ele está fora do páreo, completamente cego, pelo menos no que diz respeito à visão central. Curiosamente, isso é um grande alívio — quisera ter feito esse laser meses atrás.

A visão estereoscópica, porém, agora que sou quase totalmente monocular, está muito comprometida — inexiste na metade ou nos dois terços superiores do meu campo visual, embora esteja parcialmente intacta na base, onde conservo alguma visão periférica. Vejo a metade inferior das pessoas em profundidade estereoscópica, e a metade superior totalmente achatada e bidimensional. E, logicamente, assim que *olho* para a metade inferior usando o que me resta de visão central, essa metade também se achata.

Naquela noite em que tirei a bandagem pela primeira vez, vi com o olho direito um glóbulo preto, uma ameba. No dia seguinte, ela se fixara como um negrume com a forma da Austrália, inclusive com uma pequena protuberância no canto sudeste que eu chamei de Tasmânia. Espantei-me na primeira noite com o fato de que, quando eu olhava para o teto, o glóbulo desaparecia, ficava tão camuflado que eu não podia mais ter certeza de sua existência. Precisava testar para me assegurar, e então via que ele ainda estava lá — meu buraco negro tornara-se um buraco branco, adquirira a cor do teto à sua volta. Ainda era um buraco, e se eu movesse meu dedo da periferia para o centro, o dedo desaparecia assim que transpunha a agora invisível margem do escotoma.

Eu sabia que o ponto cego normal que todos nós temos, onde o nervo óptico adentra o olho, é preenchido automaticamente, por isso não nos apercebemos de sua existência. Só que o ponto cego normal é minúsculo, enquanto meu escotoma era enorme e obscurecia mais de metade do campo visual do olho direito. No entanto, depois de um ou dois segundos olhando para uma superfície branca, ele podia ser completamente preenchido e se tornava branco em vez de preto. No dia seguinte, fiz o teste com o céu azul e obtive o mesmo resultado. O escotoma ganhou o tom do céu, mas desta vez não precisei delimitar suas margens com o dedo, pois quando um bando de aves passou voando, desapareceu subitamente dentro do escotoma e emergiu do outro lado segundos depois — como uma nave de guerra klingon com o escudo de invisibilidade acionado.

Esse preenchimento, descobri, era estritamente localizado e dependia da fixação constante do olhar. Ao menor movimento do olho ele se dissipava e a horrorosa ameba preta voltava. Era localizado, mas persistente, pois se eu olhasse para uma superfície vermelha por alguns minutos e em seguida para uma parede branca, via uma grande ameba (ou Austrália) vermelha na parede, que permanecia por uns dez segundos antes de se tornar branca.

O ponto cego, vamos chamá-lo assim, não se preenche apenas com cor, mas também com padrões. Diverti-me fazendo experimentos com meu escotoma, testando seus poderes e limitações. Era fácil preenchê-lo com um padrão repetitivo simples — comecei com o tapete do meu escritório —, embora um padrão demorasse um pouco mais do que uma cor, necessitando talvez de uns dez a quinze segundos para ser reproduzido. Ele começava a ser preenchido a partir das bordas, como gelo quando se cristaliza em uma poça. A frequência espacial e a delicadeza dos detalhes no padrão eram cruciais. Meu córtex visual tinha pouca dificuldade para fazer o preenchimento de padrões miúdos, mas dos mais graúdos ele não dava conta. Por exemplo, se eu me postasse a meio metro de uma parede de tijolo, meu escotoma assumia um tom vermelho vivo, mas sem detalhes. Se eu estivesse a seis metros de distância, ele era preenchido por um distinto padrão atijolado.

Se os tijolos eram exatamente iguais aos originais eu não tinha como saber, mas eles eram bons o bastante para constituir um simulacro plausível da parede "faltante". Eu só podia ter

Filling in starts from the periphery —

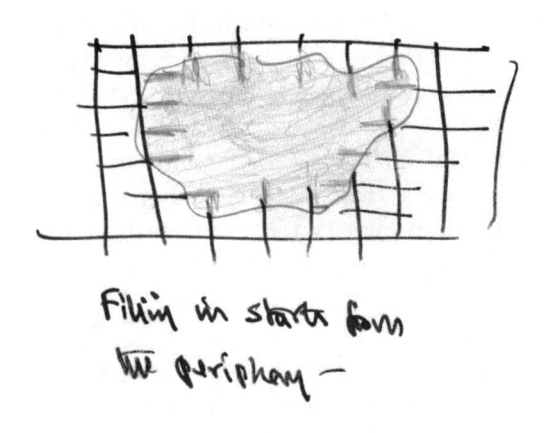

certeza sobre a exatidão da réplica se fitasse padrões repetitivos absolutamente previsíveis, como um tabuleiro de xadrez ou um papel de parede. Uma vez olhei para o céu, e ele estava repleto de nuvens brancas gordas e lanosas, mas o pseudocéu gerado no escotoma continha minúsculas nuvens esfarripadas. Refleti que meu córtex visual estava fazendo o melhor que podia, talvez trabalhando por amostragem ou estimando a proporção entre as nuvens brancas e o céu azul, mesmo sem conseguir reproduzir fielmente as formas reais das nuvens. Comecei a conceber meu córtex visual não apenas como um rígido dispositivo duplicador, mas como um calculador de médias, capaz de fazer uma amostragem do que lhe era apresentado e produzir uma representação estatisticamente plausível (ainda que não fotograficamente acurada). E me perguntei se não seria isso que os polvos e sibas faziam quando se camuflavam: assumir as cores, padrões e até as texturas do fundo do mar ou das plantas ou corais ao redor, não com exatidão, mas com plausibilidade suficiente para enganar predadores e presas.

Descobri que também era possível preencher movimentos, em certa medida. Se eu olhasse para o rio Hudson, os movimentos de seus lentos remoinhos e pequenas ondulações se reproduziam no meu escotoma.

Mas havia limites rigorosos. Eu não era capaz de simular

um rosto, uma pessoa, um objeto complexo. Não podia preencher minha própria cabeça no espelho quando ela era obscurecida pelo escotoma. Mas fiz outra descoberta e me assombrei. Um belo dia, ao brincar de escotomizar, olhei para meu pé com o olho direito e o "amputei" com meu ponto cego pouco acima do tornozelo. Mas quando fiz alguns movimentos com o pé, remexendo os dedos, o toco pareceu adquirir uma espécie de extensão rosada translúcida circundada por um fantasmagórico halo protoplásmico. Continuei mexendo os dedos e a imagem assumiu uma forma mais definida até que, depois de mais ou menos um minuto, eu tinha um pé fantasma completo, um fantasma visual dotado dos dedos faltantes, que pareciam mover-se de acordo com os movimentos reais que eu fazia. O pé não tinha uma aparência inteiramente sólida ou real — pois faltavam-lhe os detalhes da superfície, a aparência da pele —, ainda assim, era admirável. Coisa parecida ocorreu com minha mão quando a escotomizei, "amputando-a" acima do pulso. Tentei depois fazer o mesmo com mãos de outras pessoas, mas não funcionou de jeito nenhum. Ficou claro que o pé, a mão, os movimentos e as sensações, a imagem corporal e as intenções tinham de ser meus.

Depois da aplicação de laser em junho, notei que podia visualizar meus braços ou outras partes do meu corpo em ação, mesmo de olhos fechados, com uma nitidez e intensidade muito maiores do que jamais me haviam sido possíveis. "Ver" meus braços quando eu os movia parecia atestar que a sensibilidade ou a conexão entre as áreas visuais e motoras do córtex se intensificara — uma intensidade de comunicação ou correlação entre elas sem precedentes para mim.

Outra coisa estranha impressionou-me um ou dois dias depois da aplicação de laser de junho de 2007. Em dado momento, depois de fitar as prateleiras com livros no meu quarto durante alguns minutos, fechei os olhos e vi, por dez ou quinze segundos, as centenas de livros dispostos nas prateleiras em detalhes primorosos, quase perceptuais. Isso não era preenchimento; era algo muito diferente: uma persistência de visão semelhante àquela que me ocorrera no hospital dezoito meses antes, quando tive a impressão de ver a pia muito claramente "através" do curativo no olho. Talvez perder a visão central no olho direito fosse equivalente a cobri-lo com uma gaze pós-operatória no aspecto de privar o cérebro de informações perceptuais. Eu tinha a sensação de que meu córtex visual agora vivia em um estado intensificado ou sensibilizado, em certa medida liberado de restrições puramente perceptuais.

Algo semelhante ocorreu alguns dias depois, quando eu andava em direção a um apinhado cruzamento cheio de bicicletas, carros, ônibus e gente passando apressada em todas as direções. Fechei os olhos por um minuto e continuei a "ver" toda aquela cena complexa, repleta de cor e movimento, com tanta clareza quanto se estivesse de olhos abertos.

Para mim isso foi especialmente surpreendente, pois em geral minha capacidade de visualização é ruim. Tenho dificuldade de evocar o rosto de um amigo, a minha sala ou qualquer outra coisa. A persistência de visão que eu vivenciava era rica e impremeditadamente detalhada, muito mais do que qualquer imagem voluntária. Era tão minuciosa que eu podia ver as cores dos carros e às vezes ler suas placas, às quais eu não havia prestado uma atenção consciente. Involuntária, aleatória, irreprimível, a imagem me parecia semelhante a imagens fotográficas ou eidéticas — porém, em contraste com as eidéticas, esta tinha uma duração muito definida e breve, de dez ou quinze segundos, após os quais se dissipava aos poucos.

Uma ocasião, passeava com um amigo quando vi dois homens se aproximando de nós, ambos de camisa branca, reluzindo ao sol da tarde. Parei, fechei os olhos e constatei que podia continuar a vê-los, aparentemente andando em nossa direção. Quando abri os olhos, fiquei assombrado ao constatar que os homens de camisa branca não estavam à vista. Já tinham passado por nós, é claro, mas eu estivera tão absorto no que "via" de olhos fechados — um fragmento do passado em suspensão — que tive um súbito choque de descontinuidade. Usei o termo "suspensão", mas o que eu visualizava também tinha movimento. Os homens estavam caminhando, andando a passos largos, e no entanto permaneciam no centro da minha imagem mental enquanto andavam, sem chegar a lugar algum, como quem anda numa esteira rolante. Eu havia capturado esse bocado de movimento, e era como um filme muito curto que ficasse passando continuamente pelo projetor, reciclando-se em minha mente depois que os sujeitos haviam sumido. Isso tinha uma qualidade paradoxal, como um instantâneo de movimento sem nenhum trânsito real.

Diverti-me bastante com essa persistência de visão, e a Times Square, com suas brilhantes luzes coloridas, seus cartazes cheios de lampejos e movimentos, tornou-se meu lugar favorito para testá-la. O estímulo mais potente era o fluxo óptico, quando uma rápida série de imagens passava diante dos meus olhos; era especialmente agradável quando eu viajava como passageiro num carro em alta velocidade.

Parecia haver uma analogia e talvez um parentesco entre o fenômeno do preenchimento e a persistência da visão. Ambos surgiram com grande intensidade após a perda da visão central, ainda que se houvessem insinuado vagamente antes. Ambos permaneceram intensos por dois ou três meses no verão de 2007, depois foram enfraquecendo (embora continuem, de forma atenuada, até hoje). "Preenchimento", eu achava, era um termo inadequado para um processo que nem sempre se limitava a reconstituir uma área cega, e que podia prosseguir em uma espécie de incontinência de alastramento visual. (Isso também se prefigurara naquelas últimas semanas antes da aplicação de laser em junho, quando eu, semicego, via rostos incharem e ganharem protuberâncias, como nas pinturas de Francis Bacon.

Um dia, fiz experimentos com esse espalhamento visual, olhando com o olho direito para uma velha árvore que tinha uma copa verde particularmente exuberante e viçosa. O preenchimento não tardou a ocorrer, e a área faltante ganhou o verde e a textura do restante da folhagem. Em seguida aconteceu uma "ampliação do preenchimento", uma extensão da folhagem, especialmente em direção à esquerda, que resultou numa imensa massa assimétrica de "folhas". Só percebi como isso ficara bizarro quando abri o olho esquerdo e vi a verdadeira forma da árvore. Fui para casa e consultei um antigo ensaio de Macdonald

Critchley sobre tipos de "perseverança" visual que ele chamava de "paliopsia" e "espalhamento visual ilusório".[2] Critchley considerava análogos esses dois fenômenos: um era a perseverança no tempo, o outro, no espaço.[3]

Aqui talvez se deva usar a palavra "patológico", pois não é possível ter uma vida visual normal quando toda percepção acaba sendo estendida e borrada no espaço e no tempo; é preciso limitação ou inibição, fronteiras bem definidas, para demarcar nitidamente a percepção.

Os pacientes de Critchley tinham tumor cerebral ou outros distúrbios do cérebro, ao passo que eu tinha apenas uma lesão na retina. Ainda assim, claramente eu estava vivenciando fenômenos cerebrais — o dano na retina, supus, gerara uma excitação anormal em meu córtex visual. Muitos anos atrás — descrevi esse caso em meu livro *Com uma perna só* — sofri uma lesão nos nervos e músculos de uma perna que acarretou estranhos sintomas cerebrais semelhantes ao de um distúrbio no lobo pa-

---

[2] Embora Critchley tenha cunhado o termo "paliopsia", hoje a maioria usa "palinopsia".

[3] Frigyes Karinthy, em *Journey round my skull*, descreveu um tipo de preenchimento muito diferente quando ele estava perdendo a visão. Não era o tipo de preenchimento em nível inferior que tenho, e sim um preenchimento bem mais complexo em nível superior, que recorria a associações e memórias:

> A essa altura, eu havia aprendido a interpretar qualquer pista fornecida pela mudança de luz e completar de memória o efeito geral. Estava me acostumando a essa estranha penumbra na qual vivia, quase começava a gostar dela. Ainda podia ver razoavelmente bem o contorno das figuras, e minha imaginação supria os detalhes, como um pintor que preenche uma tela vazia. Tentava formar uma imagem de qualquer rosto que via observando a voz e os movimentos da pessoa. Muita gente se espantava ao saber que eu não podia fazer a distinção das cores e tons, porém era capaz de captar expressões faciais momentâneas que passavam despercebidas a quem tinha visão normal. A mim também isso surpreendia. A ideia de que eu talvez já estivesse cego me encheu de um súbito terror. [...] Talvez eu estivesse apenas usando as palavras e vozes das pessoas para reconstituir o mundo real que eu perdera, do mesmo modo que a nossa mente, no momento em que adormecemos, forma imagens similares às da vida real com os fosfenos que dançam diante dos nossos olhos enquanto eles vão se fechando. Eu estava no limiar entre realidade e imaginação, e comecei a não saber qual era qual. Meu olho físico e minhas imagens mentais estavam se fundindo, e eu já não podia ter certeza de qual estava realmente no controle.

rietal. Quando escrevi sobre isso ao neuropsicólogo russo A. R. Luria, ele falou em "ressonâncias centrais de um distúrbio periférico". Agora eu estava apresentando uma ressonância desse tipo na esfera visual.

Em junho de 2007 também sofri um surto repentino de alucinações, aparições inesperadas sem relação nenhuma com o mundo exterior, e desde então elas continuam a ocorrer, em certo grau. Para os neurologistas, existem as alucinações visuais simples ou elementares e as alucinações complexas. Nas simples, ocorrem alucinações de cores, formas e padrões; nas complexas, pode haver figuras, animais, rostos, paisagens etc. Eu, de modo geral, tenho as simples.

Quase desde o início apareceram em meu campo visual centelhas, listras ou glóbulos de luz, além de padrões complexos semelhantes a couro de crocodilo. Às vezes penso que uma parede tem um padrão ou textura quando na realidade ela é lisa, e preciso tocá-la para saber se a granulação é ou não real.

Frequentemente, mesmo com os dois olhos abertos, vejo em todo o meu campo visual uma infinidade de pequenos tufos, como em um gramado. Em outros momentos há tabuleiros de xadrez, em geral preto e branco, mas às vezes levemente coloridos. O tamanho aparente desses tabuleiros depende de onde os estou "projetando". Se eu olhar para um pedaço de papel a quinze centímetros de distância, talvez veja um tabuleiro do tamanho de um selo postal; se olhar para o teto, ele pode ter uns trinta centímetros quadrados; se olhar para um muro branco do outro lado da rua, pode ter o tamanho de uma vitrine de loja. Alguns dos meus tabuleiros são retilíneos, outros curvilíneos, e outros ainda têm forma hiperbólica. Às vezes um tabuleiro passa por uma fissão ou multiplicação e se transforma em uma dezena de tabuleiros menores, dispostos em linhas e colunas. Complexas colchas de retalho ou mosaicos também são comuns, e parecem ser variantes ou elaborações dos padrões básicos de tabuleiro de xadrez. Esses tendem a transformar-se uns nos outros numa mudança constante, calidoscópica.

Também vejo padrões ladrilhados ou marchetados de peças poligonais (frequentemente hexagonais), algumas achatadas e outras tridimensionais, como uma colmeia ou um radiolário. Às vezes há espirais ou anéis concêntricos, ou padrões radiais como os de toalhas de crochê. Ocasionalmente vejo "mapas" — mapas de cidades enormes, desconhecidas, como a visão que temos à noite de um avião voando baixo, com rodoanéis e radiais iluminados, lembrando feéricas teias de aranha gigantes.

Muitos desses padrões são microscopicamente detalhados. Vejo milhares de luzes nas minhas cidades noturnas. Essas imagens ou alucinações são mais nítidas, têm uma granulação mais fina do que a das imagens formadas pela percepção — é como se minhas imagens mentais fossem visualizadas com um olho interior de acuidade 20/5 em vez 20/20.

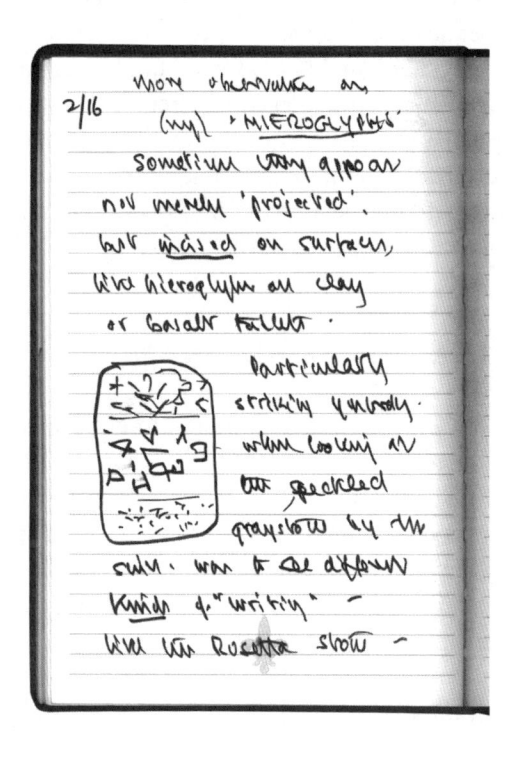

Os padrões mais constantes (perfeitamente visíveis com os dois olhos abertos, em especial quando meu campo visual não contém nada além deles) são compostos de traços retos ou curvos que lembram letras ou números. Ocasionalmente reconheço um 7 ou um Y, um T ou um delta. O mais das vezes, porém, são ininteligíveis, como runas. Parecem uma caixa de letras de brinquedo, com tipos espalhados ao acaso e em todos os ângulos. São padrões muito tênues e frequentemente têm linhas duplas, dando a impressão de ter sido entalhados, como inscrições em pedra. Essas pseudoletras e pseudonúmeros costumam bruxulear e formar-se, dissolver-se e novamente se formar em frações de segundo por todo o meu campo visual. Às vezes, se olho para um segmento horizontal da parede, as runas aparecem em fileiras, como em um friso.

Durante boa parte do tempo consigo não fazer caso deles, do mesmo modo que não ligo para o zumbido que tenho no ouvido há alguns anos. Mas frequentemente à noite, quando diminuem as visões e os sons do dia, posso aperceber-me subitamente dessas tênues alucinações. E muitas vezes é um vazio de imagens — um teto, uma pia, o céu — que me torna consciente dos padrões visuais e imagens que percorrem continuamente o meu campo visual. Essas pequenas alucinações não deixam de ser interessantes: mostram-me a atividade de fundo, o funcionamento a esmo do meu sistema visual, gerando e transformando padrões, nunca em repouso.

QUINTA-FEIRA, 20 DE DEZEMBRO DE 2007

Eu andava mais ou menos tranquilo com relação ao meu tumor. Ele parecia relativamente indolente e contido, e o dr. Abramson havia dito que era raro ocorrer metástase em melanomas oculares como o meu. Mas na segunda-feira (dia 17, dois anos depois de o tumor se manifestar), na academia, observei na pele, logo abaixo do ombro esquerdo, um ponto negro aproximadamente circular do tamanho de uma moeda pequena. Levei um susto e senti medo: era uma pinta pretíssima levemente em relevo, com uma borda bem definida; não se parecia com um machucado comum. Seria, ominosamente, o começo de um melanoma de pele, metástase do tumor em meu olho? Quando mostrei a pinta a Mark e Peter, que vieram jantar em minha casa hoje à noite, os dois se mostraram surpresos e preocupados. "Tem mau aspecto, muito escura", Mark observou. "Acho que você deve mandar examiná-la dentro de 24 horas". Não parecia um melanoma, ele acrescentou, mas também não lembrava coisa alguma que ele já tivesse visto. Estamos, como em 2005, quase às vésperas dos feriados de Natal, e isso significa que devo procurar fazer o exame amanhã, do contrário terei de esperar até o Ano-Novo. Temo ficar obcecado por isso, pôr-me à beira do pânico se não for possível esclarecer a coisa imediatamente. Já estou nervoso... acho que vou ter de tomar um sedativo.

SEXTA-FEIRA, 21 DE DEZEMBRO DE 2007

O dermatologista, dr. Bickers, um homem gentil, sensível e também muito experiente, percebeu minha ansiedade e me encaixou nas suas consultas de hoje. Examinou meu braço e o resto da pele, não viu problema nenhum. A mancha negra, ele disse, é apenas um pequeno sangramento no interior de uma mancha pardacenta, daquelas que vão sarapintando a nossa pele conforme envelhecemos. Provavelmente eu dei alguma topada; o sangue se dissipará dentro de alguns dias. Meu alívio foi imenso — enlouqueceria se tivesse de esperar até janeiro por um exame.

Por cerca de uma década antes do melanoma, eu fora um membro ativo da Sociedade Estereoscópica de Nova York; desde criança me divertira brincando com estereoscópios e ilusões da estereoscopia. Ver o mundo em profundidade sempre me parecera natural, tão indissociável do meu mundo visual como a visão em cores. Dava-me a sensação da solidez dos objetos e da realidade do espaço, o meio fascinante e transparente onde eles residem. Percebia nitidamente como o meu mundo visual desabava de imediato quando eu fechava um olho e se reexpandia no instante em que eu tornava a abri-lo. Como muitos outros membros da Sociedade Estereoscópica, eu parecia viver, em comparação com a maioria das pessoas, em um mundo visualmente mais profundo. A convivência com Stereo Sue e seu lírico deleite ao ganhar visão estereoscópica depois de toda uma vida de cegueira para profundidade intensificou minha valorização da estereopsia. Aliás, eu passara boa parte de 2004 e 2005 concentrado na estereoscopia, pensando e escrevendo sobre o tema e me correspondendo com Sue.

E então, em junho de 2007, quando o melanoma invadiu minha fóvea e precisei da aplicação de laser, perdi totalmente a visão central daquele olho e, com ela, a estereoscopia. O achatamento total e súbito do mundo visual que eu explorava quando menino fazendo experimentos com um olho fechado tornou-se então uma condição permanente. Algumas pessoas têm mesmo pouca visão estereoscópica ou fazem tão pouco uso das informações binoculares que mal notariam a diferença se perdessem a esteroscopia. Minha situação era bem diferente. A estereoscopia fora um aspecto essencial da minha vida visual, e sua perda teve um impacto profundo em muitos níveis, dos desafios práticos do cotidiano a toda a concepção de "espaço". De fato, as mudanças foram tão radicais que demorei a reconhecê-las plenamente.

A visão estereoscópica tem a máxima importância na nossa vizinhança imediata, e foi aí que tive todo tipo de problemas no início, alguns cômicos, outros perigosos. Quando estendia a mão para pegar um canapé numa festa, eu me via agarrando o ar, errando o alvo por quase vinte centímetros. Uma ocasião, errei o copo por quase trinta centímetros e servi o vinho no colo de um colega. Mais perigoso é quando não vejo degraus ou a calçada e tropeço ou caio. Quando não há sombras ou outras indicações, vejo degraus apenas como linhas no chão e não tenho ideia de sua profundidade, muito menos se sobem ou descem. Particularmente traiçoeiros são aqueles que não consigo prever, como um par de degraus numa praça ou em uma sala de estar com piso em desnível (a maioria desses ambientes também não tem corrimão, que podem servir como indicação visual). Descer um lance de escadas é um risco real e às vezes aterrador, e preciso ir tateando, testando cada degrau com o pé. Às vezes meus olhos transmitem uma sensação de achatamento tão vívida que compete com o que meu pé diz. Mesmo quando todos os outros sentidos, inclusive o senso comum, me dizem que há outro degrau, quando não vejo sua profundidade, hesito, confuso. Depois de uma longa pausa, avanço com o pé, mas o poder dominante da visão faz desse um passo nada fácil.

Essas dificuldades (como muitas outras nos últimos dois anos) fazem-me lembrar *Flatland — O país plano*, o clássico livro de Edwin Abbott publicado em 1884; seus personagens habitam um mundo bidimensional e são eles próprios figuras geométricas bidimensionais. Ocasionalmente são confrontados com mudanças espontâneas na aparência das coisas que só podem ser explicadas, dizem seus teóricos, se for postulada a existência de objetos tridimensionais que se movem em um espaço tridimensional e apresentam fatias de si mesmos ao atravessarem a superfície em duas dimensões do País Plano. Portanto, os habitantes do País Plano inferem a existência de uma dimensão espacial que eles não enxergam. Essa é uma analogia forçada com minha situação, mas sempre me vem à mente quando preciso inferir a profundidade apesar de meu olho me mostrar algo às vezes avassaladoramente plano.

Paradoxalmente, perdi o medo de altura. Eu antes ficava todo arrepiado e nervoso quando olhava para a rua de um andar alto num prédio. Quando morava em Topanga Canyon, evitava me aproximar do acostamento alcantilado da sinuosa estrada do desfiladeiro. A ideia de cair me dava calafrios. Mas agora que perdi a percepção de profundidade, essas sensações desapareceram, e posso olhar de grandes alturas com total indiferença.

Ocasionalmente tenho sensações pseudoestereoscópicas, como quando algo plano, um jornal no chão, por exemplo, parece-me erguido no ar. Ao abrir a porta de casa, já confundi o capacho com uma mesa, e parei de chofre, desnorteado. Às vezes imagino que pode haver degraus quando vejo linhas no chão, a borda de um tapete ou alguma outra delimitação. Será que essa delimitação é acompanhada por um desnível ou não? Por isso, tenho de parar e testar cautelosamente com a ponta do pé. Eu raramente cometia esses erros de percepção quando contava com os dois olhos, pois a estereoscopia serve para esclarecer e decidir situações quando as informações monoculares podem ser ambíguas ou enganosas.

Atravessar ruas, lidar com escadas, simplesmente caminhar — coisas que antes dispensavam a atenção consciente — agora requerem cuidado e previsão constantes. Pessoas que passaram a maior parte da vida sem visão estereoscópica, como Sue, podem adaptar-se com relativa facilidade a esses desafios, mas eu, que fazia um uso excepcional e talvez excessivo de informações binoculares para ver em estéreo, sinto imensa dificuldade para tocar a vida com um olho só.

Acordo toda manhã num mundo amontoado, as coisas todas por cima umas das outras. Não há espaço em lugar algum, não há distância entre os objetos.

Eu antes gostava de ver nas ruas as lampadazinhas penduradas em árvores na época do Natal — pareciam criar glóbulos de luzes piscantes suspensos no ar. Agora vejo uma árvore assim enfeitada como um disco, sem maior profundidade do que um céu estrelado. E quando vou ao jardim botânico, já não posso fitar, como antes adorava fazer, a densa folhagem das árvores e arbustos e ver camada após camada, profundidade após profundidade — agora é tudo uma confusão plana.

Meu reflexo no espelho não parece mais estar atrás do espelho, e sim no mesmo plano do vidro. Vejo manchas na minha roupa no espelho e tento tirá-las com a mão, e só então percebo que são manchas na superfície do vidro. Uma confusão desse tipo me fez pensar, em um dia de fevereiro, que estava nevando dentro da cozinha — parecia que o lado de fora da janela não era mais distante do que o lado de dentro.[4]

---

[4] Dois incidentes, no entanto, tenho muita dificuldade para explicar. Nas duas ocasiões eu havia fumado maconha e me vi totalmente absorto, fitando umas flores em uma espécie de êxtase — alguns narcisos num vaso em uma das vezes e uma trepadeira de ipomeias na outra. Nas duas ocasiões, pareceu-me que as flores se haviam dilatado diante dos meus olhos, projetando-se no espaço ao seu redor e assumindo sua total e apropriada glória tridimensional. Tornaram a desinflar-se assim que passou o efeito da

Embora em geral eu deteste o achatamento de tudo e lamente a perda da profundidade, ocasionalmente aprecio meu mundo bidimensional. Às vezes vejo uma sala, uma rua tranquila ou uma mesa posta como uma natureza-morta, uma bela composição visual, como imagino que ela poderia ser vista por um pintor ou um fotógrafo restrito a trabalhar em uma tela ou em um filme. Descubro um novo prazer ao olhar para pinturas e fotos, agora que sou mais cônscio da arte da composição. Nesse sentido, quando penso que não me dão sequer a ilusão de profundidade, elas podem ser mais belas.

Uma tarde fui comer sushi em um restaurante japonês. Uma das atrações da minha mesa na calçada era a visão de uma nogueira-do-japão do outro lado da rua. No meio do dia, naquela época do ano, os raios do sol criavam uma sombra detalhada da árvore, com suas folhas delicadas, na parede amarela a cerca de um metro e meio mais atrás. Mas agora, sem a estereoscopia, eu via a árvore e sua sombra no mesmo plano, como se ambas estivessem pintadas na parede — uma visão ao mesmo tempo espantosa e bela, pois a realidade tridimensional transformara-se numa pintura japonesa.

A visão estereoscópica à distância pode ser menos imediatamente importante, mas a incapacidade de avaliar distâncias deixa-me propenso a grandes, às vezes absurdas dúvidas e ilusões. No conto "A esfinge", de Edgar Allan Poe, o narrador vê uma gigantesca criatura articulada subindo por um monte distante; só depois percebe que está vendo um pequenino inseto, praticamente diante do seu nariz. Eu achava "A esfinge" uma história um tanto forçada até perder a estereoscopia. Agora tenho

---

droga. Seriam "reais" essas visões, ou seriam ilusões? Possuiam uma qualidade totalmente distinta das visões pseudoestereoscópicas, as desnorteantes ilusões de profundidade e distância que eu às vezes tinha com linhas no chão, onde na realidade não havia profundidade alguma. As flores tinham profundidade, e eu as vi como costumava ver quando tinha os dois olhos sãos. Fossem percepções aberrantes ou ilusões, foram verídicas, condizentes com a realidade.

Alguns de meus correspondentes ocasionalmente sentem o efeito oposto com maconha — perdem a estereoscopia, e seu mundo visual parece bidimensional, como uma pintura.

experiências como essa constantemente. Outro dia, vi um fiapo na lente dos óculos e tentei removê-lo, e então me dei conta de que o "fiapo" era uma folha na calçada.

Não é apenas a noção de profundidade e distância que está prejudicada, mas também, de vez em quando, a própria noção de perspectiva, tão crucial para o reconhecimento de que nos encontramos em um mundo de objetos sólidos dispostos no espaço. Quando estive no galpão da casa de um amigo em Long Island, de início não reconheci o local como um galpão, pois via apenas linhas verticais, horizontais e diagonais, como um diagrama geométrico inscrito no céu. E então, de súbito, ele adquiriu perspectiva e se tornou reconhecível como um galpão, embora ainda me parecesse plano, como uma fotografia ou uma pintura.

Minha incapacidade de perceber profundidade e distância leva-me a combinar ou fundir objetos próximos e distantes em estranhos híbridos ou quimeras. Um dia estranhei ao descobrir uma teia cinzenta entre meus dedos, até perceber que estava vendo o carpete cinza, um metro abaixo — agora visto no mesmo plano das minhas mãos e interpretado como parte delas. Uma ocasião, fiquei horrorizado quando olhei para um amigo de perfil e notei gravetos ou lascas de madeira saindo dos olhos dele. Logo descobri que pertenciam à árvore do outro lado da rua. Avistei um homem que atravessava a praça Union com um enorme andaime nos ombros — sujeito maluco, carregar uma coisa dessas, pensei — e então percebi que o andaime estava a dez metros dele: outra fusão. E houve uma vez em que vi o topo de um carro de bombeiro empalado no teto do meu carro, depois me dei conta de que o carro dos bombeiros estava a mais de dez metros atrás do meu. Curiosamente, porém, saber disso ou mover a cabeça para demonstrar o fato pela paralaxe do movimento faz pouca diferença para a ilusão.

Uma enorme barcaça com trinta metros de altura que avistei em um congestionamento de trânsito era, na verdade, o espelho retrovisor lateral do carro à minha frente. O estranho guarda--chuva verde de uma mulher, descobri, era uma árvore trinta metros atrás dela. E uma noite levei um tremendo susto quando estava lendo na cama: "vi" o ventilador de teto prestes a despencar sobre a luminária logo acima da minha cabeça — eu "sei" que esses dois objetos estão a pelo menos um metro e meio de distância um do outro, mas isso não impede a súbita ilusão.

Nada mais se projeta em minha direção nem se afasta de mim; não existe a sensação de "na frente" ou "atrás"; há apenas uma inferência baseada em oclusão e perspectiva. Antes o espaço era um reino profundo e acolhedor onde eu podia me situar e andar à vontade. Podia entrar nele, viver nele, e ele tinha uma relação espacial com tudo o que eu enxergava. Esse tipo de espaço não existe mais para mim visualmente — ou mentalmente.

Depois de dois anos desprovido de estereoscopia, hoje me viro bem. Aprendi a dar apertos de mão, servir o vinho no copo, descer e subir escadas. Voltei a andar de bicicleta e a dirigir — recorrendo à paralaxe do movimento e ao fato de a percepção ser complementada pela ação, de eu estar *agindo* em um mundo tridimensional, embora ele me pareça bidimensional. Em geral, consigo "desmascarar" minhas ilusões e fusões. Mas isso não altera minha sensação de que um aspecto fundamental do mundo visual me foi tirado e de que as coisas nunca mais terão a aparência que tinham outrora, nunca mais me parecerão certas. A realidade visual que enfrento é totalmente errada — pois eu sei muito bem como as coisas eram e como devem ser.

Agora só em sonhos tenho visão tridimensional. Toda a vida tive ocasionais sonhos em estéreo, na maioria dos quais estou olhando pelo estereoscópio um par de lindas fotografias, talvez de uma paisagem urbana ou das profundezas do Grand Canyon. Acordo desses sonhos para uma realidade que é incorrigivelmente, irreversivelmente, enlouquecedoramente plana.

Minha visão permaneceu nesse estado, mais ou menos estável, por dois anos. Eu era capaz de fazer a maioria das coisas que desejasse, pois possuir visão periférica no olho direito ainda me dava um campo visual completo, mesmo que lhe faltasse a profundidade diretamente à frente. Com essa visão periférica, eu mantinha um pequenino crescente de estereopsia próximo à base do campo visual, e isso era importante porque me dava uma noção implícita ou inconsciente de profundidade e espaço, mesmo não havendo estereopsia no resto do campo visual. Mas também podia ser torturante, pois a região de estereopsia ficava abaixo do meu ponto de fixação, e toda vez que eu tentava focalizar alguma coisa com meu olho são, ela imediatamente se achatava.[5]

Tudo isso mudaria em 27 de setembro de 2009. O dia começou como qualquer outro; nadei, tomei o café da manhã e estava escovando os dentes quando tive a impressão de que uma película cobriu meu olho direito. Sua visão periférica, a única visão que ele ainda tinha, ficou enevoada. Pensei que meus óculos estivessem embaçados. Tirei-os, fiz a limpeza — mas a película continuou lá. Eu podia ver objetos através dela, porém os contornos eram indistintos.

"Coisas da vida", pensei (embora nunca houvesse me acontecido nada semelhante). "Vai passar daqui a pouco." Mas não passou. A névoa foi ficando cada vez mais densa. Fui tomado pelo medo e por uma sensação de perigo. O que estaria acontecendo? Telefonei para o consultório do dr. Abramson; ele não estava, mas seu colega recomendou que eu fosse para lá imediatamente. O dr. Marr examinou o olho e confirmou o que eu suspeitava: havia um sangramento, provavelmente na retina, e agora o sangue estava penetrando no humor vítreo no fundo do olho. A causa da hemorragia não estava clara, mas era bem possível que o tumor, a radiação e as repetidas aplicações de laser houvessem deixado cicatrizes na retina, tornando-a mais frágil e aumentando a probabilidade de que algum vaso sanguíneo se desgastasse ou se rompesse. Nada havia a fazer naquele momento.

No fim da tarde eu não conseguia contar meus dedos nem

---

[5] A visão periférica do meu olho direito piorou gradualmente em consequência de uma catarata adquirida em reação ao tratamento por radiação. Com isso, a pouca estereopsia que me restava diminuiu. Quando a catarata foi removida, na primavera de 2009, ressurgiram-me subitamente a visão periférica e a estereopsia. Tudo me parecia, visto com o olho direito, mais claro e mais azul, e quando fui a uma exposição de orquídeas no jardim botânico no dia seguinte, não só vi as cores com surpreendente vividez e frescor, mas também pude ver as flores projetando-se na minha direção no fundo do meu campo visual. Exultei, mas não percebi quanto seria efêmero o meu retorno (pelo menos parcial) à estereoscopia.

enxergar distintamente coisa alguma com o olho direito. Só podia sentir uma luminosidade difusa vinda da janela e algum movimento, como quando fechamos os olhos sob uma luz forte e percebemos se uma mão se agitar diante das nossas pálpebras. Disseram-me que o sangue se dissiparia, mas poderia demorar uns seis meses ou mais — agora, na prática, meu olho direito estava totalmente cego.

Não pude evitar a lembrança daquele outro dia, o dia em que tudo começou a dar errado, no fim de 2005 — e dos quase quatro anos de luta durante os quais o olho se aguentou, com a retina cada vez mais mordiscada ou fulminada. Seria este o golpe final?

Para tirar a mente do universo visual, sentei-me ao piano, fechei os olhos e toquei um pouco. Depois, para embotar os sentimentos e não ficar ruminando, tomei dois comprimidos para dormir e fui para a cama.

Dormi profundamente. Acordado pelo rádio-relógio, fiquei ouvindo de olhos fechados, com a mente vagueando entre o sono e a vigília, e só quando abri os olhos e não vi coisa alguma com o olho direito, além de uma luz baça na direção por onde o sol entrava intenso, foi que a lembrança do que ocorrera subitamente me voltou.

Na segunda de manhã, Kate chegou e sugeriu que fôssemos dar uma volta. Assim que entramos na afobação matinal da avenida Greenwich, abarrotada de gente equilibrando copos de café e celulares, pessoas passeando com cachorro, pais levando filhos para a escola, percebi que estava encrencado. Eu me sobressaltava, me apavorava, porque as pessoas e objetos pareciam se materializar, aparecer de repente do meu lado direito. Se Kate não estivesse andando à minha direita, protegendo meu lado cego, eu trombaria com tudo, tropeçaria nos cachorros, cairia por cima dos carrinhos de bebê, sem ter a menor noção de que eles estavam onde estavam.

Não valorizamos nossa visão periférica tanto quanto deveríamos, pois grande parte do tempo temos pouca consciência explícita sobre ela. Olhamos, focalizamos, miramos com a fóvea, a nossa visão central. Mas é a visão periférica, ao redor, que nos dá um contexto, uma noção de como o que estamos olhando se situa no mundo mais amplo. E é especialmente com o movimento que a visão periférica se sintoniza: ela nos alerta para movimentos inesperados nas laterais, e então a visão central se desloca para focalizá-los.

Para mim, agora, uma fatia considerável da periferia à minha direita — quarenta graus ou mais, como uma enorme fatia de bolo — foi comida da minha visão. Na prática, não enxergo coisa alguma à direita do meu nariz.[6] Eu havia perdido a visão central do olho antes, mas a visão periférica ainda era suficiente para me dar um aviso, uma indicação das coisas que aconteciam daquele lado. Agora até isso eu perdi. Não percebo nada, e tudo que aparece em meu campo visual deste lado é inesperado e me sobressalta. Não consigo superar o desnorteio, ou mesmo choque, quando pessoas ou objetos me surgem de repente do lado direito. Uma enorme fatia do espaço não existe mais para mim, e a ideia de que *pode* existir alguma coisa nesse espaço também desapareceu.

Os neurologistas falam em "negligência unilateral" ou "hemianopsia", mas esses termos técnicos não dão ideia do quanto é esquisito um estado assim. Anos atrás, tive uma paciente com um espantoso abandono do lado esquerdo de seu corpo e do espaço, decorrente de um derrame no lobo parietal direito.[7] Mas isso não me preparou para estar em situação praticamente idêntica (embora, obviamente, causada por um problema ocular e não cerebral). E me dei conta disso ainda mais vividamente

---

[6] Existem diversos recursos ópticos ou mecânicos para ampliar o campo de visão quando se perde um olho. O uso de um prisma, por exemplo, pode permitir de seis a oito graus adicionais de campo visual, e há também engenhosas estratégias com espelhos. Uma solução mais drástica foi tentada no século XV por Frederico, duque de Urbino, que perdeu um olho em um torneio. Diante da eterna ameaça de assassinato, e para preservar sua habilidade no campo de batalha, ele mandou cirurgiões amputarem a ponta de seu nariz para dar a seu olho remanescente um campo visual mais amplo.

[7] Escrevi sobre essa paciente no capítulo "Olhar à direita!" de *O homem que confundiu sua mulher com um chapéu*. Outro exemplo é dado por meu colega M.-Marsel Mesulam, que escreveu: "Quando o abandono é grave, o paciente pode comportar-se quase como se metade do universo abruptamente houvesse deixado de existir de qualquer forma significativa. [...] Pacientes com abandono unilateral agem não só como se nada estivesse acontecendo no hemisfério esquerdo, mas também como se nada importante pudesse acontecer ali".

quando Kate e eu voltamos da nossa caminhada para meu escritório. Fui na frente e entrei no elevador, mas Kate havia desaparecido. Presumi que ela devia estar falando com o porteiro ou pegando a correspondência, e fiquei aguardando que me alcançasse. Por fim, uma voz ao meu lado — a voz dela — perguntou: "O que está esperando?" Pasmei. Não só porque não a vira à direita, mas também porque nem sequer imaginei que ela pudesse estar lá, uma vez que "lá" não existia para mim. Os ingleses têm um ditado, "fora das vistas, fora do pensamento", que é literalmente verdade em casos assim.

9 DE NOVEMBRO DE 2009

Seis semanas se passaram desde a hemorragia. Pensei que com o tempo me acostumaria à semicegueira, ao hemiespaço, mas isso não aconteceu. Toda vez que alguém ou alguma coisa aparece de repente à minha direita, é tão inesperado como da primeira vez. Continuo em um mundo de subitaneidade e descontinuidade, de aparições e desaparecimentos inopinados.[8]

Só consigo lidar com isso virando a cabeça constantemente, para monitorar o que está acontecendo na área cega. (Na verdade, preciso torcer todo o tronco para compensar os cerca de sessenta graus que não enxergo.) Mas isso, além de ser cansativo, parece absurdo, pois no que diz respeito à minha percepção, te-

---

[8] John Hull, que ficou totalmente cego na meia idade, descreve sua sensação de subitaneidade em *Touching the rock*:

> Para os cegos, as pessoas não estão presentes a menos que falem. Muitas vezes continuo a conversar com um amigo que enxerga e acabo descobrindo que ele não está mais lá. Ele talvez tenha ido embora sem me avisar. Talvez, pensando que a conversa terminou, tenha se despedido com um aceno de cabeça ou um sorriso. Do meu ponto de vista, ele subitamente desaparece.
> Quando você é cego, uma mão subitamente toca em você. Uma voz subitamente lhe dirige a palavra. Não há uma antevisão, uma preparação. [...] Sou passivo na presença daquilo que me aborda. [...] A pessoa normal pode escolher com quem quer falar quando anda na rua ou no mercado. As pessoas já estão lá para ela; têm presença antes que ela vá cumprimentá-las. [...] Para um cego, as pessoas estão em movimento, são temporais, vêm e vão. Surgem do nada; desaparecem.

nho um campo visual completo — subjetivamente não sinto falta de nada, por isso não há nada a ser procurado. Possivelmente também parece esquisito para as outras pessoas, que estranham minhas contorções e viradas para olhar para elas.

Outros sentidos além da visão originam situações paralelas. Quando uma pessoa toma uma anestesia espinhal completa, por exemplo, perde toda a sensação e capacidade de movimento na metade inferior do corpo. Mas essa descrição não faz justiça ao estranhamento que a pessoa sente. A noção que ela tem do corpo termina abruptamente no nível do anestésico, e o que existe abaixo não parece mais ser parte da pessoa, pois não está enviando informações ao cérebro testemunhando sua existência. Desapareceu, e levou consigo o seu lugar, o seu espaço.

A pessoa pode, obviamente, *olhar* suas pernas "faltantes", e isso é ainda mais estranho, de certo modo, pois as pernas parecem-lhe curiosamente irreais, alienígenas — quase como modelos de cera em um museu de anatomia. Exames de imagem funcional mostram que as partes anestesiadas do corpo realmente perdem sua representação no córtex sensitivo. E assim parece ser com o lado direito do meu campo visual — ele não envia mais sinais ao cérebro, não tem mais representação ali. No que respeita ao cérebro, ele não existe.

6 DE DEZEMBRO DE 2009

Já se vão dez semanas desde a hemorragia, e o que consegui em matéria de adaptação ainda é surpreendentemente pouco. Tenho de me lembrar vezes sem conta de verificar, de me certificar de que o lado cego não está sendo abandonado ou esquecido — isso ainda está longe de ser automático. Me pergunto se algum dia finalmente me adaptarei, e fico pensando no que escreveu um de meus correspondentes, Stephen Fox:

> Muito pior do que a perda da profundidade foi a nova limitação do campo visual. Meu braço direito encheu-se de hematomas de tanto trombar com batentes de porta, pois meu cérebro ainda reage

como se eu estivesse captando o panorama completo com os dois olhos. Também vivo derrubando objetos de cima da mesa com o braço direito. O escopo limitado continua a ser um problema, mesmo depois de 22 anos, especialmente em estações de metrô apinhadas, onde o caminho das pessoas pode convergir de modo súbito e silencioso à minha direita, resultando ocasionalmente em colisões embaraçosas.

A avenida Greenwich, assim como o mundo exterior em geral, permanece tão cheia de perigos, reais e imaginários, como no dia em que saí para minha primeira caminhada pós-hemorragia muitas semanas atrás. As pessoas passam apressadas, tão absortas em seus celulares e mensagens de texto que ficam também funcionalmente cegas e surdas, desligadas do ambiente; outras andam com cãezinhos minúsculos, uns insetos na ponta de uma guia comprida e invisível que é como uma armadilha para fazer tropeçar os deficientes visuais; crianças costuram em disparada de patinete, abaixo do nível dos olhos. E há outros perigos: bueiros, grades, hidrantes, portas que se abrem de repente, ciclistas entregando comida — a cena toda parece planejada para aumentar o faturamento dos ortopedistas. Não me atrevo a andar desacompanhado; felizmente, meus amigos me ajudam, andam comigo e são meus guias e protetores do lado cego. E eu nem sonharia em dirigir um carro a esta altura.

Tento ficar do lado direito da calçada para que ninguém me ultrapasse pelo lado cego, mas nem sempre isso é possível; a calçada geralmente é lotada e não sou o dono dela para poder usá-la a meu gosto. Vivo perdendo as coisas na minha própria mesa de trabalho — os óculos de leitura, a caneta-tinteiro, uma carta que acabei de escrever — se as puser do lado direito.

No entanto (leio no livro de Frank Brady *A singular view: The art of seeing with one eye*, quase todas as pessoas que perdem um olho adaptam-se a essa perda, mais facilmente se forem jovens ou se a perda da visão for gradual, ainda mais se o olho afetado não for o dominante e se a visão do outro olho for boa. (Eu, infelizmente, me enquadro muito mal em todos esses critérios.) A maioria, com o tempo, consegue voltar a ter uma vida plena e livre — desde que se conserve uma atenção especial, uma hiperconsciência do lado faltante, ressalva Brady.

Talvez isso venha a ser possível para mim também, no futuro. Mas por ora está longe de ser minha situação. Estranhos incidentes parecem me perseguir. Outro dia, voltando de uma caminhada com meu amigo Billy, eu o "perdi" ao entrar no elevador. Havia alguém à direita, que por um momento pensei ser Billy. Depois percebi que era um estranho, que também parecia surpreso e confuso, ou mesmo um tanto assustado, pelo fato de eu me virar e encará-lo perplexo. Devia pensar que eu era doido. Só quando me virei ainda mais para a direita encontrei Billy, à esquerda do estranho, nas profundezas do meu lugar nenhum.

Cinco minutos depois, quando entramos no meu apartamento e pus a chaleira a esquentar para o chá, Billy tornou a desaparecer — e eu o descobri, depois de uma pausa estonteada, precisamente onde o havia deixado. Ele não se movera, mas quando me virei eu o pusera no meu ponto cego, meu "lugar nenhum" visual e mental. Mais uma vez me espantei por isso poder acontecer em poucos segundos e, de certo modo, contrariando a memória e o bom senso. Toda vez que isso ocorre, meu assombro é o mesmo.

O tempo dirá se sou capaz de me adaptar a esse novo desafio visual — ou quem sabe antes disso a hemorragia se dissipe e minha visão periférica do lado direito seja restaurada ao menos em parte. Nesse meio-tempo, tenho um grande "lugar nenhum" em meu campo visual direito e em meu cérebro, do qual não sou nem nunca poderei ser diretamente consciente. Para mim, pessoas e objetos continuam a "evaporar" ou "surgir do nada" — essas não são mais metáforas para mim: são a descrição mais próxima que me ocorre para explicar como vivencio o nada e o lugar nenhum.

O OLHAR DA MENTE

Até que ponto somos os autores, os criadores das nossas sensações? Quanto elas são predeterminadas pelo cérebro ou pelos sentidos com que nascemos, e em que medida moldamos nosso cérebro pelo que vivenciamos? Os efeitos de uma intensa privação perceptual como a cegueira podem lançar uma luz inesperada sobre essas questões. Ficar cego, especialmente em uma fase avançada da vida, traz um desafio colossal, potencialmente esmagador: encontrar um novo modo de viver, de ordenar o mundo pessoal, quando o velho mundo foi destruído.

Em 1990, enviaram-me um livro extraordinário, *Touching the rock: an experience of blindness*, de John Hull, catedrático de ensino religioso na Inglaterra. Hull cresceu enxergando parcialmente. Teve catarata aos treze anos e ficou cego do olho esquerdo quatro anos depois. A visão do seu olho direito permaneceu razoável até por volta dos 35 anos, mas no decênio seguinte ocorreu um declínio constante da visão; Hull precisou de lupas cada vez mais potentes e teve de escrever com canetas cada vez mais grossas. Em 1983, aos 48 anos, ficou totalmente cego.

Touching the rock é o diário que ele ditou nos três anos seguintes. É rico em sagazes percepções sobre sua transição para uma vida de cego, mas para mim o mais impressionante é sua descrição da atenuação gradual, depois de tornar-se cego, de sua imagética e memória visuais, até finalmente a extinção de ambas (exceto em sonhos) — um estado que ele chamou de "cegueira profunda".

Com isso Hull quer indicar não só a perda de imagens e memórias visuais, mas a perda da própria *ideia* de ver, tanto assim que para ele até mesmo conceitos como "aqui", "ali" e "defronte" parecem ter perdido o sentido. A ideia de que os objetos têm uma aparência, ou características visíveis, desapareceu. Ele deixou de ser capaz de imaginar que aspecto tem o número 3 a menos que o trace no ar com o dedo. Pode construir a imagem *motora* de um 3, mas não a visual.

No começo, Hull ficou muito aflito com isso; não podia mais evocar o rosto de sua mulher ou de seus filhos, nem as paisagens e lugares que ele amava. Mas depois acabou por aceitar tudo com notável serenidade, como uma resposta natural à sua perda da visão. Pareceu, inclusive, achar que a perda da imagética visual era pré-requisito para o pleno desenvolvimento, a intensificação, de seus outros sentidos.

Dois anos depois de se tornar totalmente cego, Hull parecia tão desprovido de imagens mentais e de memória visual quanto um cego congênito. Com profunda religiosidade, e em uma linguagem que às vezes lembra a de São João da Cruz, ele entrou no estado de cegueira profunda, ao qual se entregou com uma espécie de aquiescência e alegria. Descreveu a cegueira profunda como "um mundo autêntico e autônomo, um lugar todo especial. [...] Ser alguém que vê com o corpo todo é estar em uma das condições humanas concentradas".

Ser "alguém que vê com o corpo todo", para Hull, significava transferir sua atenção, seu centro de gravidade, para os outros sentidos, e estes assumiram então uma nova riqueza e poder. Por exemplo, ele escreveu que o som da chuva, ao qual nunca antes prestara muita atenção, agora podia delinear para ele toda uma paisagem; na calçada do jardim o som da chuva era um, na grama, era outro, e assim por diante nos arbustos, na cerca que separava o jardim da rua:

> A chuva tem um modo de revelar os contornos de tudo; joga um manto colorido sobre coisas antes invisíveis; em vez de um mundo intermitente e, portanto, fragmentado, a chuva que cai ininterruptamente cria a continuidade da sensação acústica. [...] apresenta de uma vez a totalidade de uma situação [...] dá uma ideia da

perspectiva e das verdadeiras relações de uma parte do mundo com outra.

Com sua nova intensidade (ou atenção) das sensações auditivas, aliada à intensificação dos seus outros sentidos, Hull passou a sentir intimidade com a natureza, um profundo "estar no mundo", acima de qualquer coisa que ele conhecera quando podia ver. A cegueira, para ele, tornou-se "uma dádiva misteriosa, paradoxal". Não se trata de mera "compensação", ele ressalta, e sim de toda uma nova ordem, um novo modo de ser humano. E assim ele se desvencilhou de sua nostalgia visual, da tensão ou falsidade de tentar passar por "normal", e encontrou um novo foco, uma nova liberdade e identidade. Suas aulas na universidade expandiram-se, ele ficou mais fluente; seus textos ganharam força e profundidade; ele se tornou mais ousado e mais confiante nas esferas intelectual e espiritual. Sentiu que finalmente pisava em terreno firme.[1]

A descrição de Hull pareceu-me um exemplo perfeito de como um indivíduo privado de uma forma de percepção pôde redirecionar-se para um novo centro, uma nova identidade perceptual. No entanto, julguei extraordinário que uma aniquilação da memória visual como a que ele descreveu pudesse ocorrer para um adulto com décadas de experiência visual rica e significativa à qual ele podia recorrer. Mas eu não podia duvi-

---

[1] Apesar do desespero inicial pela perda da visão, algumas pessoas, como Hull, encontram a plenitude de seu poder criativo e identidade do outro lado da cegueira. Lembramo-nos especialmente de John Milton, que começou a perder a visão por volta dos trinta anos (provavelmente em decorrência de glaucoma), mas compôs seus melhores poemas depois de ficar totalmente cego, doze anos mais tarde. Ele refletiu sobre a cegueira, sobre como uma visão interior pode substituir a visão exterior, em *Paraíso perdido*, em *Sansão guerreiro* e — mais diretamente — em cartas a amigos e em um soneto muito pessoal, "On his blindness". Jorge Luis Borges, outro poeta que ficou cego, escreveu sobre os diversos e paradoxais efeitos de sua cegueira; também especulou sobre como pode ter sido para Homero, que, Borges imaginava, perdeu a visão mas ganhou uma noção de tempo muito mais profunda e, com isso, um incomparável talento épico. (Esse tema é primorosamente analisado por J. T. Fraser em seu prefácio de 1989 para a edição em braille de *Time, the familiar strange*.)

dar do relato de Hull, escrito com o mais escrupuloso cuidado e lucidez.

Os neurocientistas cognitivos sabem, já há algumas décadas, que o cérebro tem muito mais plasticidade do que se pensava. Helen Neville foi pioneira nessa área, mostrando que em pessoas com surdez pré-lingual (ou seja, que nasceram ou se tornaram surdas antes de aproximadamente dois anos de idade) as partes auditivas do cérebro não se degeneraram. Permaneceram ativas e funcionais, porém com atividade e função novas: foram transformadas, "realocadas", na terminologia de Neville, para processar a linguagem visual. Estudos comparáveis com cegos congênitos ou pessoas que ficaram cegas com pouca idade mostram que algumas áreas do córtex visual podem ser realocadas e usadas para processar sons e sensações do tato.

Com essa realocação de partes do córtex visual, a audição, o tato e outros sentidos podem adquirir nos cegos uma hiperacuidade talvez inimaginável para qualquer pessoa que vê. Bernard Morin, o matemático que nos anos 1960 demonstrou como se pode fazer a eversão de uma esfera, perdeu a visão aos seis anos em decorrência de glaucoma. Em sua opinião, seu talento matemático requeria um tipo singular de senso espacial — uma percepção e imaginação hápticas provavelmente fora do alcance de qualquer matemático capaz de enxergar. E um tipo semelhante de talento espacial ou tátil foi fundamental para a obra de Geerat Vermeij, um conquiliólogo que identificou muitas novas espécies de molusco com base em minúsculas variações na forma e contorno das conchas. Vermeij ficou cego aos três anos de idade.[2]

Diante dessas descobertas e relatos, os neurocientistas co-

---

[2] Em seu livro *The invention of clouds*, Richard Hamblyn relata que Luke Howard, químico oitocentista que foi o primeiro a classificar as nuvens, correspondeu-se com muitos outros naturalistas de sua época, inclusive John Gough, um matemático que a varíola cegou aos dois anos de idade. Gough, escreveu Hamblyn, "era um renomado botânico e aprendeu sozinho, pelo tato, todo o sistema lineano. Também era mestre nos campos da matemática, zoologia e escotografia, a arte de escrever no escuro". (Hamblyn acrescenta que Gough "poderia também ter-se tornado um músico notável, se seu pai,

meçaram a reconhecer, nos anos 1970, que poderia existir uma certa flexibilidade ou plasticidade no cérebro, pelo menos nos dois primeiros anos de vida. Mas pensavam que, passado esse período crítico, o cérebro tornava-se muito menos plástico.
No entanto, o cérebro permanece capaz de mudanças radicais em resposta a uma privação sensorial. Em 2008, Lofti Merabet, Alvaro Pascual-Leone e colegas mostraram que mesmo em adultos que veem, passar apenas cinco dias de olhos vendados produziu marcantes mudanças para formas não visuais de comportamento e cognição; esses pesquisadores relataram as mudanças fisiológicas no cérebro que acompanham tais modificações. (Fizeram questão de distinguir entre essas mudanças rápidas e reversíveis, que parecem fazer uso de conexões intersensoriais preexistentes mas latentes, e as mudanças duradouras que ocorrem especialmente em resposta à cegueira congênita ou iniciada em tenra idade, a qual pode acarretar grandes reorganizações nos circuitos corticais.)
Aparentemente, o córtex visual de Hull, mesmo na idade adulta, adaptou-se à perda da entrada de informações visuais assumindo outras funções sensitivas — audição, tato, olfato — enquanto deixava de lado a capacidade de visualizar imagens. Supus que o ocorrido com Hull fosse típico da cegueira adquirida: a resposta, mais cedo ou mais tarde, de todos os que perdem a visão, e um exemplo brilhante da plasticidade do córtex.

No entanto, quando publiquei um ensaio sobre o livro de Hull em 1991, recebi, surpreso, várias cartas de pessoas cegas, muitas delas em um tom meio intrigado e até indignado. Várias dessas pessoas escreveram que não se identificavam com o caso de Hull, pois mesmo décadas depois de terem perdido a visão ainda conservavam suas imagens e memórias visuais. Uma mulher, que perdera a visão aos quinze anos, escreveu:

---

um severo quacre [...] não o proibisse de tocar o ímpio violino que um músico itinerante lhe deu").

Embora eu seja totalmente cega [...] considero-me uma pessoa muito visual. Ainda "vejo" objetos à minha frente. Agora que estou digitando, posso ver minhas mãos no teclado. [...] Não me sinto à vontade em um novo ambiente enquanto não tiver um quadro mental de seu aspecto. Também preciso de um mapa mental para me deslocar independentemente.

Será que eu estava errado, ou pelo menos estava sendo parcial, aceitando o caso de Hull como a resposta típica à cegueira? Seria culpado de dar peso demais a um modo de resposta, esquecendo-me de outras possibilidades radicalmente diferentes?

Essa minha impressão chegou ao auge alguns anos depois, quando recebi carta de um psicólogo australiano chamado Zoltan Torey. Ele me escreveu não sobre a cegueira, mas a respeito de um livro seu cujo tema era mente-cérebro e a natureza da consciência. Em sua carta ele também mencionou que ficara cego em um acidente aos 21 anos. Embora fosse aconselhado a "mudar do modo de adaptação visual para o auditivo", ele seguira na direção oposta: resolvera desenvolver no mais alto grau possível o seu "olhar interior", sua capacidade de trabalhar com imagens mentais.

E fora extremamente bem-sucedido, ele disse, pois desenvolvera um notável poder de gerar, reter e manipular imagens na mente, tanto assim que conseguira construir um mundo visual virtual que lhe parecia tão real e intenso quanto o mundo perceptual que ele havia perdido — aliás, às vezes até mais real e mais intenso. Essa imagética, além disso, permitia-lhe fazer coisas que poderiam parecer impossíveis a um cego.

"Troquei sozinho todas as calhas do telhado de várias cumeeiras da minha casa", ele escreveu, "e para isso dependi unicamente do poder de manipulação precisa e bem focada do meu espaço mental, agora totalmente maleável e responsivo". Torey depois descreveu mais detalhadamente esse episódio, mencionando que seus vizinhos ficaram muito preocupados quando viram um cego sozinho no telhado — e à noite (muito embora, obviamente, a escuridão não fizesse diferença para ele).

E ele sentia que seu recém-intensificado poder de visualizar imagens punha à sua disposição modos de raciocinar que antes não estavam ao seu alcance, permitindo que ele se visualizasse no interior de máquinas e outros sistemas para conceber soluções, modelos e designs.

Respondi à carta de Torey sugerindo que pensasse em escrever outro livro, mais pessoal, analisando como sua vida fora afetada pela cegueira e como ele reagira a ela do modo mais improvável e aparentemente paradoxal. Alguns anos depois, ele me enviou os originais de *Out of darkness*. Nesse novo livro, Torey descreve as memórias visuais de sua infância e juventude na Hungria antes da Segunda Guerra Mundial: os ônibus azul-celeste de Budapeste, os bondes amarelo-ovo, o acendimento dos lampiões a gás, o funicular do lado de Buda. Descreveu sua juventude despreocupada e privilegiada, caminhando com seu pai pelas matas montanhosas com vista para o Danúbio, praticando esportes e pregando peças na escola, crescendo em um meio intelectualizado de escritores, atores e profissionais liberais de todas as áreas. O pai de Torey era diretor de um estúdio de cinema e costumava dar roteiros para o filho ler. Torey escreveu: "Isso me deu a oportunidade de visualizar histórias, enredos e personagens, exercitar minha imaginação — uma habilidade que anos mais tarde se tornaria um salva-vidas e uma fonte de força".

Tudo isso terminou brutalmente com a ocupação nazista, o cerco de Buda e por fim a ocupação soviética. Torey, então adolescente, viu-se arrebatado por grandes questões — o mistério do universo, da vida e, sobretudo, o mistério da consciência, da mente. Aos dezenove anos, sentindo que precisava mergulhar na biologia, engenharia, neurociência e psicologia, mas sabendo que não havia chances para uma vida intelectual na Hungria soviética, Torey fugiu do país. Foi parar na Austrália, onde, sem dinheiro e sem contatos, trabalhou em diversos serviços braçais. Em junho de 1951, deixou cair um plugue em um tambor de ácido na fábrica química onde trabalhava, e esse acidente dividiu sua vida em duas fases:

> A última coisa que vi com total clareza foi uma centelha de luz no jorro de ácido que engolfaria meu rosto e mudaria minha vida. Foi um lampejo de um nanossegundo, emoldurado pelo círculo negro

da borda do tambor, a menos de trinta centímetros. Essa é a cena final, o tênue fio que me liga ao meu passado visual.

Quando ficou claro que suas córneas haviam sido irremediavelmente lesadas e que ele teria de passar o resto da vida como um cego, aconselharam-no a reconstruir sua representação do mundo com base na audição e no tato e a "desistir de uma vez de ver e visualizar". Mas isso era algo que Torey não podia e não queria fazer. Ele salientara, na primeira carta que me escreveu, a importância de uma escolha crítica naquela conjuntura: "De imediato, resolvi descobrir quanto um cérebro destituído de um dos sentidos poderia fazer para reconstruir uma vida". Assim expresso, parece algo abstrato, como um experimento. Mas em seu livro percebemos os sentimentos avassaladores que estavam por trás de sua resolução: o horror à escuridão — "a escuridão vazia", como Torey costuma dizer; "a névoa cinzenta que estava me engolfando" — e o desejo ardente de aferrar-se à luz e à visão, de manter, nem que fosse apenas na memória e na imaginação, um mundo visual vívido e vivo. O próprio título de seu livro diz tudo isso, e a nota de desafio soa desde o começo.

Hull, que não usou suas imagens mentais de modo deliberado, perdeu-as dentro de dois ou três anos e se tornou incapaz de lembrar como era a aparência de um 3; Torey, no entanto, logo se tornou capaz de multiplicar números de quatro dígitos entre si, como se escrevesse numa lousa: visualizava toda a operação em sua mente e "pintava" de cores diferentes as suboperações.

Torey manteve uma atitude cautelosa e "científica" em relação às suas imagens mentais, tratando de verificar por todos os meios disponíveis a exatidão das imagens que visualizava. "Aprendi a reter a imagem de um modo provisório", ele escreveu, "conferindo-lhe credibilidade e importância apenas quando alguma informação fizesse pender a balança a seu favor". Logo ele adquiriu suficiente confiança na acurácia de suas imagens mentais para confiar-lhes sua vida, como na ocasião em que consertou o telhado sozinho. E essa confiança estendeu-se a outros projetos puramente mentais. Ele se tornou capaz de visualizar, por exemplo, o lado interno de uma caixa de engrenagens diferenciais em ação, como se estivesse lá dentro. "Consegui", ele escreveu, "observar os dentes mordendo, engatando e revolvendo, distribuindo os giros como era necessário. Comecei a brincar com essa visão interior em problemas técnicos e mecânicos, visualizando como subcomponentes relacionam-se no átomo ou na célula viva". Esse poder de recorrer a imagens mentais foi crucial, na opinião de Torey, para que ele chegasse a uma nova concepção do problema da mente-cérebro, visualizando o cérebro como "um perpétuo malabarismo de rotinas interagentes".

Logo depois de receber o manuscrito de *Out of darkness*, recebi também a prova de outro ensaio biográfico sobre a cegueira: *My path leads to Tibet*, de Sabriye Tenberken. Enquanto Hull e Torey são pensadores, dedicados cada qual ao seu modo à interioridade, aos estados do cérebro e da mente, Tenberken é uma pessoa de ação; já viajou, muitas vezes sozinha, por todo o Tibete, onde por séculos os cegos vêm sendo tratados como subumanos a quem são negados educação, trabalho, respeito e um papel na comunidade. Praticamente sem ajuda, Tenberken transformou essa situação ao longo de uma década. Criou uma forma de braille tibetano, fundou as primeiras escolas para cegos na região e integrou as pessoas formadas nessas escolas às suas comunidades.

A própria Tenberken é deficiente visual quase desde o nascimento, mas até os doze anos conseguia discernir rostos e paisagens. Quando criança, na Alemanha, adorava pintar, e tinha predileção especial por cores, e quando não foi mais capaz de decifrar formas e contornos, ainda conseguia usar as cores para identificar objetos.[3]

---

[3] Tenberken também tem acentuada sinestesia, e esta, ao que parece, persistiu e se intensificou com a cegueira:

> Até onde me lembro, números e palavras instantaneamente desencadeiam cores em mim. [...] O número 4, por exemplo, [é] dourado. O cinco é verde-claro. O nove é escarlate. [...] Os dias da semana, assim como os meses, também têm suas cores. Eu os dispus em formações geométricas, em setores circulares, como uma pequena torta. Quando preciso lembrar em que dia ocorreu determinado evento, a primeira coisa que aparece na minha tela interior é a cor do dia, seguida por sua posição na torta.

* * *

    Apesar de já ser cega por doze anos quando foi para o Tibet, Tenberken continuou a usar seus outros sentidos, juntamente com descrições verbais, memórias visuais e uma forte sensibilidade pictórica e sinestésica, para construir "imagens" de paisagens e aposentos, de ambientes e cenas — imagens mentais tão vívidas e detalhadas que maravilhavam seus ouvintes. Algumas podiam diferir da realidade de um modo gritante ou cômico, como ela relatou ao descrever um incidente em que foi de carro com um acompanhante até Nam Co, o grande lago salgado do Tibete. Tenberken voltou-se avidamente na direção do lago e viu, na imaginação, "uma praia de sal cristalizado tremeluzindo como neve ao sol do entardecer, na orla de uma grande massa de água turquesa. [...] E embaixo, nos flancos verde-escuros da montanha, alguns nômades vigiam seus iaques a pastar". Acontece que ela não estava "olhando" para o lago — voltada para outra direção, "fitava" rochas e uma paisagem cinzenta. Tais disparidades não a desconcertam nem um pouco. Ela gosta de possuir uma imaginação tão vívida. É uma imaginação essencialmente artística, que pode ser impressionista, romântica e nada verídica, enquanto a de Torey é a imaginação de um engenheiro e tem de ser factual, exata nos mínimos detalhes.

    Jacques Lusseyran foi um combatente da Resistência Francesa cuja autobiografia, *Memórias de vida e luz*, fala principalmente de sua luta contra os nazistas e depois de sua vida no campo de concentração de Buchenwald, mas também inclui belas descrições de suas adaptações iniciais à cegueira. Ele ficou cego em um acidente pouco antes de fazer oito anos, uma idade que ele depois concluiu ser "ideal" para tal eventualidade, pois, embora já possuísse uma rica experiência visual à qual recorrer, "os hábitos de um menino de oito anos ainda não estão formados, no corpo ou na mente. Seu corpo é infinitamente flexível".

    De início, Lusseyran começou a perder suas imagens mentais:

Pouco depois de ficar cego, já comecei a esquecer os rostos da minha mãe, do meu pai e da maioria das pessoas que eu amava. [...] Parei de pensar se a pessoa era morena ou loira, se tinha olhos azuis ou verdes. Achava que as pessoas que enxergavam gastavam tempo demais observando essas coisas vazias. [...] Eu já nem pensava sobre isso. Parecia-me que as pessoas não possuíam mais essas coisas. Às vezes, na minha mente, homens e mulheres apareciam sem cabeça ou sem dedos.

Coisa semelhante aconteceu com Hull, que escreveu: "Cada vez mais já nem tento imaginar a aparência das pessoas. [...] Acho cada vez mais difícil me dar conta de que as pessoas têm alguma aparência e atribuir algum significado à ideia de que elas têm feições".

Por outro lado, enquanto renunciava ao mundo visual real e muitos de seus valores e categorias, Lusseyran começou a construir e usar, mais à maneira de Torey, um mundo visual imaginário. Passou a se identificar como pertencente a uma categoria especial: os "cegos visuais".

A visão interior de Lusseyran começou com uma sensação de luminosidade, uma radiância informe que afluía em torrentes. Os termos da neurologia fatalmente soam redutivos nesse contexto quase místico, mas ainda assim poderíamos arriscar a interpretação de que se trata de um fenômeno de liberação, uma excitação espontânea, quase eruptiva do córtex visual, agora privado das entradas normais de informações visuais. (Esse fenômeno talvez seja análogo ao zumbido auditivo ou aos membros fantasmas dos amputados, embora o menino o dotasse de uma qualidade superna.) Mas evidencia-se que, em vez de apenas ver aquela luminosidade difusa, ele adquiriu uma grande capacidade de visualizar imagens.

Seu córtex visual, o "olho interior", foi ativado, e a mente de Lusseyran construiu uma "tela" onde era possível projetar o que quer que ele pensasse e, se necessário, manipular aquelas imagens como em um monitor de computador. "A tela não era como uma lousa, retangular ou quadrada, na qual depressa chegamos à borda da moldura", ele escreveu.

Minha tela sempre era tão grande quanto eu precisava que fosse. Como não estava em lugar algum no espaço, ela estava em toda parte ao mesmo tempo. [...] Nomes, figuras e objetos em geral não apareciam na minha tela sem uma forma, não vinham apenas em preto e branco, mas em todas as cores do arco-íris. Nada entrava em minha mente sem ser banhado em uma certa quantidade de luz. [...] Em poucos meses meu mundo pessoal transformou-se em um ateliê de pintura.

A grande capacidade de visualização foi crucial para o jovem Lusseyran, mesmo na tarefa nada visual (poderíamos pensar) de aprender braille, e em seus brilhantes êxitos na escola. A visualização não lhe foi menos crucial no mundo real, o mundo exterior. Lusseyran descreveu caminhadas que fez com seu amigo Jean, contando que uma ocasião, quando subiram por uma encosta no vale do Sena, ele pôde dizer a Jean:

"Olhe! Desta vez estamos no topo. [...] Dá para ver toda a curva do rio, exceto quando o sol bate nos olhos!". Jean espantou-se, arregalou os olhos e exclamou: "Você tem razão!" Essa cenazinha repetiu-se entre nós de mil formas.

Toda vez que alguém mencionava algum evento, este imediatamente se projetava em seu lugar na tela, que era uma espécie de tela de pintura interior. [...] Comparando meu mundo com o dele [Jean], conclui que o dele tinha menos imagens e nem de longe tantas cores. Isso o deixava quase zangado, e ele dizia: "Afinal de contas, qual de nós dois é cego?".

Foram os seus poderes supernormais de visualização e manipulação visual — visualizar as posições e movimentos das pessoas, a topografia de qualquer espaço, as estratégias de defesa e ataque — combinados à sua personalidade carismática (e a seu "nariz" ou "ouvido" aparentemente infalíveis para detectar possíveis traidores) que mais tarde transformaram Lusseyran em ícone da Resistência Francesa.

A essa altura eu lera quatro autobiografias, cada qual muito diferente em sua descrição da experiência visual de uma pessoa cega: Hull com seu mergulho consentido na "cegueira profunda", Torey com sua "visualização compulsiva" e meticulosa construção de um mundo visual interior, Tenberken com sua liberdade visual impulsiva, quase romanesca, aliada ao seu notável e específico dom da sinestesia, e Lusseyran, que se identificava como um dos "cegos visuais". E me perguntava: será que existe uma experiência típica da cegueira?

Dennis Shulman, psicólogo clínico e psicanalista que faz conferências sobre temas bíblicos, é um cinquentão afável e barbudo que perdeu gradualmente a visão na adolescência e ficou totalmente cego na época em que entrou para a universidade. Quando nos conhecemos, alguns anos atrás, ele me disse que seu caso era completamente diferente do de Hull:

> Ainda vivo em um mundo visual, depois de 35 anos de cegueira. Tenho memórias e imagens mentais vívidas. Minha mulher, que eu nunca vi — penso nela visualmente. Meus filhos também. Vejo a mim mesmo visualmente — mas é como da última vez em que me vi, quando tinha treze anos, embora eu me desdobre para atualizar essa imagem. Faço muitas conferências, e minhas anotações são em braille; mas quando as repasso mentalmente, vejo-as de um modo visual — são imagens visuais, não táteis.

Arlene Gordon, uma septuagenária que trabalhou como assistente social, relatou uma situação bem parecida. Em suas palavras: "Fiquei pasma quando li [o livro de Hull]. O caso dele é muito diferente do meu". Como Dennis, ela ainda se identifica, sob vários aspectos, como uma pessoa visual. "Meu senso das cores é muito forte", ela disse. "Escolho o que visto. Penso: ah, esta peça vai combinar com aquela, assim que me dizem as cores." E de fato ela estava vestida com muita elegância e tinha óbvio orgulho de sua aparência.

Ela ainda tinha muitas imagens visuais: "Se eu mover os braços para a frente e para trás diante dos olhos, vejo-os, apesar de ser cega há mais de trinta anos". Aparentemente, mover seus braços traduzia-se em uma imagem mental. Ouvir audiolivros, ela acrescentou, fazia seus olhos arderem se ela os escutasse por tempo demasiado; nessa atividade, ela sentia que estava "lendo", pois o som das palavras faladas transformava-se em linhas impressas em um livro que ela visualizava vividamente diante de si.[4]

O comentário de Arlene lembrou-me Amy, uma paciente que ficara surda aos nove anos, mas era tão hábil em leitura labial que eu frequentemente me esquecia de que ela não escutava. Uma ocasião em que distraidamente virei o rosto enquanto estava falando com ela, Amy reclamou: "Não estou mais ouvindo".

"A senhora quer dizer que não está me vendo", corrigi.

"*O senhor* pode chamar isso de ver", ela replicou, "mas eu sinto como ouvir."

Amy, embora fosse totalmente surda, ainda construía mentalmente o som da fala. Tanto Dennis como Arlene falaram de modo semelhante não só de uma intensificação das imagens mentais e da imaginação depois de perderem a visão, mas também do que parecia ser uma transferência muito mais imediata de informações provenientes da descrição verbal — ou de suas próprias sensações do tato, movimento, audição ou olfato — para uma forma visual. De modo geral, suas experiências pareciam muito semelhantes às de Torey, embora não houvessem exercitado sistematicamente sua capacidade de trabalhar com imagens mentais como ele fizera, nem conscientemente tentado criar um mundo visual totalmente virtual.

O que acontece quando o córtex visual deixa de ser limitado ou compelido pela entrada de informações visuais? A resposta simples é que, isolado do exterior, o córtex visual torna-se hiper-

---

[4] Embora eu seja um mau visualizador, se fechar os olhos ainda posso "ver" minhas mãos movendo-se no teclado do piano quando toco alguma música que conheço bem. (Isso pode ocorrer mesmo se eu tocar a música apenas mentalmente.) Sinto as mãos moverem-se ao mesmo tempo, e não tenho certeza de que posso distinguir o "sentir" do "ver". Nesse contexto, eles parecem inseparáveis, e fico tentado a usar um termo intersensorial como "sentir-ver".

O psicólogo Jerome Bruner classifica essas imagens mentais como "enativas" — uma característica essencial de uma atuação (real ou imaginária) — em contraste com a visualização "icônica", a visualização de algo que está fora da própria pessoa. Os mecanismos cerebrais que propiciam esses dois tipos de imagens mentais são bem diferentes.

sensível a todo tipo de estímulo interno: sua própria atividade autônoma, sinais vindos de outras áreas cerebrais — áreas auditivas, táteis e verbais —, e pensamentos, memórias e emoções.

Torey, em contraste com Hull, teve um papel acentuadamente ativo na construção de suas imagens mentais, assumiu o controle delas no momento em que as bandagens foram removidas. Talvez isso tenha ocorrido porque ele já se sentia muito à vontade com a imagética visual, e estava habituado a manipulá-la a seu modo. Sabemos que Torey tinha uma forte propensão para o visual antes do acidente, e que desde menino fora hábil em criar narrativas visuais baseadas nos roteiros de cinema que seu pai lhe dava para ler. (Não temos informações desse tipo sobre Hull, pois as anotações de seu diário só começam quando ele fica cego.)

Torey precisou de meses de intensa disciplina cognitiva dedicada a melhorar suas imagens mentais, torná-las mais tenazes, mais estáveis e maleáveis, enquanto Lusseyran parece ter feito isso desde o início. Esse fato talvez se explique porque Lusseyran ainda não tinha oito anos quando ficou cego (Torey tinha 21), e assim seu cérebro era mais capaz de adaptar-se a uma nova e drástica contingência. Mas a adaptabilidade não termina na juventude. É evidente que Arlene, que ficou cega na casa dos quarenta, também foi capaz de se adaptar de modos bem radicais, desenvolvendo a habilidade de "ver" suas mãos movendo-se diante dela, de "ver" as palavras dos livros que liam para ela, de construir detalhadas imagens mentais a partir de descrições verbais. Ficamos com a impressão de que, em grande medida, a adaptação de Torey foi moldada por uma motivação consciente, por vontade e propósito, enquanto a de Lusseyran teve por base uma poderosa aptidão fisiológica, e a de Arlene está em algum ponto entre esses dois processos. A de Hull, por ora, permanece enigmática.

Em que medida essas diferenças refletem uma predisposição básica, independente da cegueira? Será que as pessoas que enxergam e são boas visualizadoras, que têm fortes imagens mentais, manteriam ou até intensificariam seus poderes imagéticos se ficassem cegas? Será que, por sua vez, as pessoas que não têm boa capacidade de visualização tendem a mergulhar na "cegueira profunda" ou a sofrer alucinações se perderem a visão? Qual é a variação da capacidade de visualizar imagens nas pessoas que enxergam?

Tomei consciência pela primeira vez das grandes variações nas capacidades de visualização e memória visual quando tinha uns catorze anos. Minha mãe era cirurgiã e especialista em anatomia comparativa, e eu levei para ela um esqueleto de lagarto que tinha pegado na escola. Ela o observou atentamente por um minuto, virou-o nas mãos e em seguida, sem tornar a olhar para ele, fez vários desenhos, girando-o mentalmente cerca de trinta graus por vez. Assim ela produziu uma série cujo último desenho era exatamente igual ao primeiro. Eu não conseguia imaginar como ela fizera isso. Quando ela explicou que podia ver o esqueleto em sua mente, tão claro e vívido como se estivesse olhando para ele, e que simplesmente fazia a rotação da imagem em um duodécimo de círculo por vez, fiquei impressionado e me senti muito estúpido. Não era capaz de visualizar quase nada — no máximo, imagens tênues e evanescentes sobre as quais eu não tinha controle.[5]

---

[5] Embora eu seja quase incapaz de produzir imagens mentais voluntariamente, sou propenso a ter imagens mentais involuntárias. Antes eu as tinha apenas quando estava adormecendo, em auras de enxaqueca, com algumas drogas ou com febre. Mas agora, com minha deficiência visual, tenho-as o tempo todo.

Nos anos 1960, durante um período de experimentos com grandes doses de anfetamina, tive um tipo diferente de imagens mentais vívidas. Anfetaminas podem produzir impressionantes mudanças perceptuais e marcantes intensificações das imagens visuais e memória (como descrevi em "O cão sob a pele", capítulo de *O homem que confundiu sua mulher com um chapéu*). Por cerca de duas semanas, descobri que bastava olhar para um desenho anatômico ou um espécime e sua imagem permanecia vívida e estável em minha mente durante horas. Eu podia projetar mentalmente a imagem em uma folha de papel — ela era tão clara e distinta como se fosse projetada através de uma câmara lúcida — e traçar os contornos com o lápis. Meus desenhos não eram elegantes, mas todos concordavam que eram bem detalhados e acurados. Quando passou o estado induzido pelas anfetaminas, não consegui mais visualizar, nem projetar imagens ou desenhar — e não tive mais essa capacidade ao longo de todas as décadas decorridas desde então. Aquilo não era como a produção voluntária de imagens mentais — eu não convocava

Minha mãe torcia para que eu seguisse seus passos e me tornasse um cirurgião, mas quando percebeu como eram péssimas as minhas capacidades visuais (e como eu era desajeitado, sem habilidade mecânica), resignou-se com a ideia de que eu teria de me especializar em alguma outra coisa.

Alguns anos atrás, em uma conferência médica em Boston, falei sobre os casos de cegueira de Torey e Hull, contei como Torey parecia ser "capacitado" pelos poderes de visualização que ele desenvolvera e como Hull tornou-se "deficiente" — ao menos em certos aspectos — com a perda de sua capacidade de visualização de imagens e da memória visual. Quando terminei de falar, um homem na plateia pediu que eu fizesse uma estimativa do quanto as pessoas com visão normal podiam se sair bem nas atividades da vida sem a ajuda de imagens mentais. E prosseguiu dizendo que ele não tinha nenhuma capacidade de visualização de imagens, ou pelo menos nenhuma que ele pudesse evocar deliberadamente, e que em sua família ninguém tinha. Ele inclusive supunha que isso ocorria com todo mundo até que, quando estudava em Harvard, participou de testes psicológicos e descobriu que aparentemente era desprovido de uma capacidade mental que todos os outros estudantes possuíam em graus variados.

"E qual é a sua profissão?", perguntei, pensando o que será que esse coitado *pode* fazer.

"Sou cirurgião", ele respondeu. "Cirurgião vascular. E anatomista. E projeto painéis solares." Mas como, indaguei, ele reconhecia o que estava vendo?

"Isso não é problema", ele explicou. "Suponho que devem existir representações ou modelos no cérebro que correspondam àquilo que eu estou vendo e fazendo. Mas eles não são conscientes. Não consigo evocá-los."

Isso parecia incompatível com o caso de minha mãe. Ela claramente tinha imagens mentais muito vívidas e podia manipulá-las com facilidade, embora (agora eu refletia) isso talvez

---

imagens na mente, nem as construía parte por parte. Elas eram involuntárias e automáticas, mais parecidas com a memória eidética ou "fotográfica", ou com a palinopsia, uma persistência exagerada de visão.

fosse uma qualidade adicional, um luxo, e não um pré-requisito para sua carreira de cirurgiã.

Será esse também o caso de Torey? Sua capacidade de visualização tão desenvolvida, embora claramente seja uma fonte de grande prazer, será mesmo tão indispensável quanto ele a considera? Será que ele, na verdade, poderia ter sido capaz de fazer tudo o que fez — marcenaria, conserto do telhado, construção de um modelo da mente — sem nenhuma visualização consciente de imagens? Ele próprio se faz essa pergunta.

O papel das imagens mentais no pensamento foi analisado por Francis Galton no livro *Inquiries into human faculty and its development*, publicado em 1883. (Galton, primo de Darwin, era um homem impetuoso de muitos interesses, e seu livro inclui capítulos com temas bem diversificados, entre eles impressões digitais, eugenia, apitos para cães, criminalidade, gêmeos, sinestesia, medidas psicométricas e genialidade hereditária.) Seu estudo das imagens mentais voluntárias é apresentado em forma de questionário, com perguntas como: "Você é capaz de visualizar distintamente as feições de todos os seus parentes próximos e muitas outras pessoas? Você consegue, se quiser, fazer sua imagem mental [...] sentar-se, ficar em pé ou virar-se lentamente? Você é capaz de [...] vê-la com suficiente nitidez para poder desenhá-la com calma (supondo que saiba desenhar?)". O cirurgião vascular seria uma lástima em testes como esse — de fato, foram questões desse tipo que o desconcertaram quando ele era estudante em Harvard. No entanto, no fim das contas, que importância isso teve?

Quanto à significância da visualização de imagens, Galton é ambíguo e cauteloso. Aventa, por um lado, que "os homens de ciência, como classe, possuem débeis poderes de representação visual", e por outro que "uma faculdade de visualização vívida é de grande importância no que respeita aos processos superiores de raciocínio generalizado". Em sua opinião, "é indubitável o fato de que mecânicos, engenheiros e arquitetos geralmente possuem a faculdade de ver imagens na mente com notável clareza e precisão", mas acrescenta: "Entretanto, devo dizer que a faculdade faltante parece ser substituída tão a contento por outros modos de concepção [...] que os homens que se declaram totalmente deficientes na capacidade de ver imagens na mente podem, ainda assim, fornecer descrições verossímeis do que viram e de outros modos expressar-se como se fossem dotados de uma vívida imaginação visual. Também eles podem tornar-se pintores dignos da Academia Real".

Uma imagem mental, para Galton, consistia na visualização de uma pessoa ou um lugar conhecido: era a reprodução ou reconstituição de algo vivenciado. No entanto, também existem imagens mentais de um tipo muito mais abstrato e visionário, imagens de algo que nunca foi visto pelo olho físico mas que podem ser conjuradas pela imaginação criativa e servem de modelo para investigar a realidade.[6]

Em seu livro *Image and reality: Kekulé, Kopp, and the scientific imagination*, Alan Rocke ressalta o papel crucial dessas imagens e modelos na vida criativa de cientistas, especialmente químicos do século XIX. Discorre especialmente sobre August Kekulé e seu famoso devaneio, andando de ônibus em Londres uma ocasião, que o levou a visualizar a estrutura de uma molécula de benzeno, um conceito que revolucionaria a química. Embora as ligações químicas sejam invisíveis, eram para Kekulé tão reais, tão visualmente imagináveis quanto as linhas de força em torno de um ímã para Faraday. Kekulé afirmou ter "uma necessidade irresistível de visualização".

De fato, é muito difícil conversar sobre química sem usar tais imagens e modelos, e em *Mindsight* o filósofo Colin McGinn escreve: "As imagens não são apenas variações secundárias da percepção e raciocínio, de interesse teórico desprezível; elas são uma robusta categoria mental que pede uma investigação independente. [...] As imagens mentais [...] deveriam ser adicionadas

---

[6] O físico John Tyndall referiu-se a esse segundo tipo em uma conferência proferida em 1870, alguns anos antes da publicação dos *Inquiries* de Galton: "Na explicação de fenômenos científicos, habitualmente formamos imagens mentais do ultrassensível. [...] Sem o exercício dessa capacidade, nosso conhecimento da natureza seria mera fabulação de coexistências e sequências".

como uma terceira grande categoria [...] aos pilares gêmeos da percepção e cognição".

Algumas pessoas, como Kekulé, têm claramente uma grande capacidade de visualização nesse sentido abstrato, mas a maioria de nós usa alguma combinação de visualização experiencial (a imagem mental da nossa casa, por exemplo) e visualização abstrata (imaginar a estrutura de um átomo). Temple Grandin, por sua vez, julga que seu tipo de visualização é diferente.[7] Ela raciocina totalmente com base em imagens exatas do que já viu, como se olhasse uma fotografia bem conhecida ou tivesse um filme rodando em sua cabeça. Quando imagina o conceito de "céu", por exemplo, sua associação instantânea é com o filme *Stairway to heaven*, e a imagem em sua mente é a de uma escada que sobe até as nuvens. Se alguém comenta que o dia está chuvoso, ela visualiza uma determinada "fotografia" de chuva, sua própria representação literal e icônica de um dia chuvoso. Como Torrey, ela tem grande capacidade de visualização; sua memória visual extremamente acurada permite-lhe andar mentalmente por uma fábrica que ela está projetando, notando os detalhes estruturais mesmo antes de o projeto ser construído. Quando menina, ela supunha que era assim que todo mundo pensava, e hoje ainda se espanta com a ideia de que alguém não consegue evocar imagens mentais como bem entender. Quando lhe contei que eu não era capaz de fazer tal coisa, ela perguntou: "Mas então *como é* que você pensa?".

Quando falo com uma pessoa, cega ou não, ou quando tento pensar em minhas representações internas, não sei se palavras, símbolos e imagens de vários tipos são as principais ferramentas de pensamento ou se existem formas de pensamento que antecedem tudo isso, formas de pensamento essencialmente amodais. Alguns psicólogos falam em "interlíngua" ou "mentalês", que para eles é a linguagem própria do cérebro, e o grande psicólogo russo Lev Vygotsky falava em "pensar em significados puros". Não consigo decidir se isso é uma verdade profunda ou se carece

---

[7] Em *Um antropólogo em Marte* descrevo Temple mais detalhadamente, e ela própria discorre sobre seu raciocínio visual em seu livro *Thinking in pictures*.

de sentido — é o tipo de recife onde encalho quando penso sobre o pensar. O próprio Galton ficava perplexo quando o assunto era a imagética visual: ela era variadíssima e, embora às vezes parecesse uma parte essencial do pensamento, outras vezes parecia irrelevante. Essa incerteza caracteriza o debate sobre as imagens mentais desde então. Um contemporâneo de Galton, o pioneiro psicólogo experimental Wilhelm Wundt, guiado pela introspecção, achava que visualizar imagens era uma parte essencial do pensamento. Outros afirmaram que o pensamento era desprovido de imagens e consistia inteiramente em proposições analíticas ou descritivas; já os behavioristas não davam importância alguma ao pensamento — só o que existia era o "comportamento". Seria a introspecção, sozinha, um método confiável de observação científica? Poderia produzir dados consistentes, reproduzíveis, mensuráveis? Só no começo dos anos 1970 uma nova geração de psicólogos mergulhou nessas questões. Roger Shepard e Jacqueline Metzler pediram a sujeitos em um experimento que realizassem tarefas mentais que requeriam fazer a rotação, em pensamento, da imagem de uma figura geométrica — o tipo de rotação imaginária que minha mãe fez quando desenhou de memória o esqueleto do lagarto. Nesses primeiros experimentos quantitativos, eles conseguiram determinar que girar uma imagem requeria intervalos de tempo diferentes — tempos proporcionais ao grau de rotação. Fazer uma rotação de sessenta graus em uma imagem, por exemplo, levava duas vezes mais tempo do que girá-la em trinta graus, e noventa graus de rotação demoravam três vezes mais. A rotação mental tinha uma velocidade, era contínua e constante, e demandava esforço, como qualquer ato voluntário.

Stephen Kosslyn abordou o tema da visualização de imagens de outro ângulo, e em 1973 publicou um artigo fundamental contrastando o desempenho de "imaginadores" e "verbalizadores" a quem foi pedido que lembrassem uma série de desenhos. Kosslyn tinha a hipótese de que, se as imagens internas fossem espaciais e organizadas como figuras, os "imaginadores" deveriam ser capazes de focalizar seletivamente uma parte da imagem e que seria preciso tempo para que transferissem a atenção de uma parte da imagem para outra. O tempo requerido, ele supôs, seria proporcional à distância que o "olhar da mente" precisava viajar.

Kosslyn conseguiu demonstrar que tudo isso era verdade, indicando que as imagens mentais são essencialmente espaciais e organizadas no espaço como figuras. Seu trabalho revelou-se muito fecundo, mas o debate em curso sobre o papel da imagética visual prossegue. Zenon Pylyshyn e outros afirmam que fazer a rotação mental de imagens e "escaneá-las" poderia ser interpretado como resultado de operações não visuais puramente abstratas na mente/cérebro.[8]

Nos anos 1990, Kosslyn e outros conseguiram combinar experimentos sobre visualização de imagens com exames de tomografia (PET) e ressonância magnética funcional. Com isso, puderam mapear as áreas cerebrais envolvidas na execução de tarefas que exigem visualizar imagens. A visualização de imagens, eles concluíram, ativa muitas das mesmas áreas do córtex visual ativadas pela percepção, e isso mostra que as imagens mentais são uma realidade fisiológica além de psicológica, e que elas usam no mínimo alguns dos mesmos trajetos neurais que a percepção visual.[9]

Estudos clínicos também indicam que a percepção e a visualização de imagens têm uma base neural comum nas partes visuais do cérebro. Em 1978, Eduardo Bisiach e Claudio Luzzatti, na Itália, relataram os casos de dois pacientes que passaram a sofrer de hemianopia depois de um derrame, e não eram mais capazes de enxergar à direita. Quando lhes pediam para

---

[8] O mais recente livro de Kosslyn sobre esse tema, *The case for mental imagery*, esmiúça a história desse debate.

[9] Exames de ressonância magnética funcional também mostraram que os dois hemisférios do cérebro comportam-se de modo diferente em relação às imagens mentais; o esquerdo ocupa-se das imagens genéricas, categóricas — "árvores", digamos — e o direito, de imagens específicas — "o ipê na minha calçada" — uma especialização que também ocorre na percepção visual. Por exemplo, a prosopagnosia, uma incapacidade de reconhecer rostos específicos, é ligada a um dano ou deficiência na função visual no hemisfério direito, e as pessoas com prosopagnosia não têm dificuldade com a categoria geral de rostos, uma função do hemisfério esquerdo.

imaginar a si mesmos andando por uma rua bem conhecida e descrever o que viam, eles mencionavam apenas as lojas do lado direito da rua; mas se depois lhes fosse pedido que fizessem meia-volta e percorressem o caminho no sentido oposto, eles então descreviam as lojas que não tinham "visto" antes, as que agora se encontravam do seu lado direito. Esses casos magnificamente estudados mostram que uma hemianopia pode causar não só a bissecção do campo visual, mas também uma bissecção das imagens mentais.

Esse tipo de observações clínicas sobre os paralelos entre a percepção visual e a visualização de imagens já é feito há no mínimo um século. Em 1911, os neurologistas ingleses Henry Head e Gordon Holmes examinaram vários pacientes com pequenas lesões nos lobos occipitais — lesões que não acarretaram a cegueira total, apenas pontos cegos no campo visual. Constataram, questionando meticulosamente os pacientes, que nas suas imagens mentais ocorriam pontos cegos exatamente no mesmo local. E em 1922 Martha Farah *et al.* relatou que, em um paciente que perdera parcialmente a visão de um lado em decorrência de uma lobectomia occipital, o ângulo visual em suas imagens mentais também estava reduzido, e de um modo que condizia inteiramente com sua perda perceptual.

Para mim, a mais convincente demonstração de que ao menos alguns aspectos das imagens mentais e da percepção visual podem ser inseparáveis ocorreu em 1986, quando examinei o sr. I., um artista que se tornou completamente cego para as cores em consequência de uma lesão na cabeça.[10] Ele se afligiu com a súbita incapacidade de perceber as cores, e ainda mais com sua total incapacidade de evocá-las na memória e em imagens mentais. Até suas ocasionais enxaquecas visuais passaram a ser desprovidas de cor. Pacientes como o sr. I. sugerem que a conexão entre percepção e imagens mentais é muito intensa nas partes superiores do córtex visual.[11]

---

[10] Descrevo o caso do sr. I em *Um antropólogo em Marte*.

[11] Embora pareça claro que a percepção e as imagens mentais compartilhem certos mecanismos neurais em níveis superiores, esse compartilhamento é menos evidente no

Ter características em comum, e até compartilhar áreas ou mecanismos neurais, é uma coisa, mas Kosslyn e outros vão além e aventam que a percepção visual *depende* das imagens mentais, fazendo uma correspondência entre o que o olho vê, as informações enviadas pela retina e as imagens da memória no cérebro. O reconhecimento visual, para esses cientistas, não poderia ocorrer sem essa correspondência. Kosslyn supõe, além disso, que visualizar imagens pode ser crucial para o próprio raciocínio — resolver problemas, planejar, projetar, teorizar. Essa hipótese encontra apoio em estudos que pediram a pessoas para responder a perguntas que pareciam requerer visualização de imagens — por exemplo: "Qual verde é mais escuro, o de uma ervilha congelada ou o de um pinheiro?", "Qual é a forma das orelhas do Mickey Mouse?", "Em que mão a Estátua da Liberdade segura a tocha?" — ou que resolvessem problemas cuja solução pode ser obtida por meio da visualização de imagens ou de um pensamento não visual mais abstrato. Kosslyn fala aqui em duplicidade no modo como as pessoas pensam, contrastando o uso das representações "figurativas", que são diretas e imediatas, com as "descritivas", que são analíticas e mediadas por símbolos verbais ou de outros tipos. Em alguns casos, ele supõe, um modo será preferido ao outro, dependendo do indivíduo e do problema a ser resolvido. Às vezes ambos os modos ocorrerão lado a lado (em-

---

córtex visual primário — daí a possibilidade de uma dissociação como a que ocorre na síndrome de Anton. Nessa síndrome, os pacientes com lesão occipital são corticalmente cegos, mas acreditam que ainda enxergam. Eles se movem sem cautela nem restrições, e quando trombam com um móvel, por exemplo, supõem que ele estava "fora do lugar".

Alguns atribuem a síndrome de Anton à preservação de algumas imagens mentais apesar da lesão occipital, e supõem que os pacientes confundem essas imagens mentais com percepção. Mas pode haver outros mecanismos mais estranhos em ação. A negação da cegueira — ou, para ser mais exato, a incapacidade de perceber que se perdeu a visão — é muito semelhante à "síndrome da desconexão", conhecida como anosognosia. Nesta deficiência, decorrente de lesão no lobo parietal direito, o paciente perde a noção do seu lado esquerdo e da metade esquerda do espaço, juntamente com a consciência de que algo está errado. Se alguém lhe chamar a atenção para seu braço esquerdo, ele diz que é de alguma outra pessoa — "o braço do médico" ou "o braço do meu irmão", e até "o braço que alguém esqueceu aqui". Essas confabulações parecem semelhantes, de certo modo, às de pacientes com síndrome de Anton: tentativas de explicar o que, para o paciente, é uma situação estranhamente inexplicável.

bora a representação por imagem provavelmente seja mais rápida do que a descrição) e em outras ocasiões pode-se começar com uma representação figurativa — imagens — e passar a uma representação puramente verbal ou matemática.[12] Que dizer, então, de pessoas como eu, ou como o cirurgião vascular de Boston que não consegue evocar voluntariamente *nenhuma* imagem mental? Devemos inferir, como meu colega bostoniano, que nós também temos imagens mentais, modelos e representações no cérebro, imagens que permitem a percepção e o reconhecimento visual, mas ficam abaixo do limiar da consciência.[13]

Se o papel central das imagens mentais é permitir a percepção e o reconhecimento visual, para que elas servem se a pessoa ficar cega? E o que acontece a seus substratos neurais, as áreas visuais que ocupam quase metade de todo o córtex cerebral? Sabemos que em adultos que perdem a visão pode ocorrer alguma atrofia nos trajetos e centros de retransmissão que vão da re-

---

[12] Einstein descreveu da seguinte maneira o seu raciocínio:

As entidades físicas que parecem servir como elementos do raciocínio são certos sinais e imagens mais ou menos claras que podem ser "voluntariamente" reproduzidos e combinados. [...] [Algumas] são, no meu caso, do tipo visual e, em alguns casos, muscular. Palavras convencionais ou outros sinais têm de ser laboriosamente buscados apenas em uma segunda etapa.

Darwin, por sua vez, pareceu descrever um processo de raciocínio muito abstrato, quase computacional, quando escreveu em sua autobiografia: "Minha mente parece ter-se tornado uma espécie de máquina para produzir leis gerais a partir de grandes coleções de fatos". (O que Darwin omitiu aqui foi que ele possuía uma capacidade fantástica de notar formas e detalhes, um imenso poder de observar e retratar, e foram esses talentos que proporcionaram os "fatos".)

[13] Dominic ffytche, que investigou a neurobiologia da visão consciente — imagens mentais e alucinações, além de percepção — supõe que a consciência visual é um fenômeno limiar. Usando ressonância magnética funcional para estudar pacientes com alucinações visuais, ele mostrou que pode haver indícios de atividade incomum em uma parte específica do sistema visual — por exemplo, a área facial fusiforme — mas ela tem de atingir uma certa intensidade antes de entrar na consciência, antes que a pessoa realmente "veja" rostos.

tina ao córtex cerebral — mas há pouca degeneração do córtex visual em si. Exames de ressonância magnética funcional do córtex visual não mostram diminuição de atividade em tal situação; na verdade, vemos o inverso: eles revelam atividade e sensibilidade intensificadas. O córtex visual, privado da entrada de informações provenientes da visão, continua a ser um bom terreno neural, vago e clamando por uma nova função. Em alguém como Torey, isso pode liberar mais espaço cortical para as imagens mentais; em alguém como Hull, relativamente mais pode ser usado por outros sentidos — percepção e atenção auditiva, talvez, ou percepção e atenção táteis.[14]

Esse tipo de ativação modal cruzada pode ser um fator para explicar por que alguns cegos, como Dennis Shulman, "veem" braille quando leem com o dedo. Isso pode ser mais do que mera ilusão ou uma metáfora elegante: talvez seja reflexo do que realmente está ocorrendo no cérebro dessa pessoa, pois segundo Sadato, Pascual-Leone *et al.*, há boas evidências de que ler em braille pode ativar intensamente as partes visuais do córtex. Essa ativação, mesmo na ausência de informações captadas pela retina, pode ser uma parte crucial da base neural das imagens mentais.

Dennis também relatou que a intensificação de seus outros

---

[14] A sensibilidade intensificada (e às vezes mórbida) do córtex visual quando privado de seu input perceptual normal também pode predispô-lo a imagens mentais intrusivas. Uma porcentagem significativa de pessoas que ficam cegas — entre 10% e 20%, na maioria das estimativas — torna-se propensa a ter imagens mentais involuntárias, ou mesmo alucinações, intensas e por vezes bizarras. Alucinações desse tipo foram descritas pela primeira vez nos anos 1760 pelo naturalista suíço Charles Bonnet, e hoje nos referimos às alucinações decorrentes de deficiências visuais como síndrome de Charles Bonnet.

Hull descreveu algo nessas linhas que lhe ocorreu por algum tempo depois que ele perdeu a visão:

> Cerca de um ano depois de eu ter sido declarado cego, comecei a visualizar tão intensamente rostos de pessoas que era quase como sofrer alucinações. [...] Eu estava sentado na sala com alguém, meu rosto voltado para essa pessoa, ouvindo-a. Súbito, aparecia-me na mente em um lampejo uma imagem tão vívida que era como olhar para a televisão. Ah, eu pensava, aí está ele, com seus óculos e barbicha, seu cabelo ondulado e terno azul de riscado, colarinho branco, gravata azul. [...] e então essa imagem se dissipava gradualmente e em seu lugar outra era projetada. Agora meu companheiro era gordo, suado e calvo. Usava gravata vermelha e colete, e faltavam-lhe dois dentes.

sentidos aumentara sua sensibilidade às nuances mais delicadas da fala e autoapresentação das pessoas. Ele podia reconhecer muitos de seus pacientes pelo cheiro, declarou, e frequentemente era capaz de captar estados de tensão ou ansiedade ignorados pelo próprio paciente. Achava que se havia tornado muito mais sensível aos estados emocionais dos outros desde que perdera a visão, pois agora já não prestava atenção à aparência visual, que muitos de nós aprendem a camuflar. Em contraste, vozes e odores podiam revelar o íntimo das pessoas.

O robustecimento de outros sentidos com a cegueira permite várias adaptações notáveis, entre elas a "visão facial", a capacidade de usar indicações sonoras ou táteis para sentir a forma ou tamanho de um espaço e das pessoas ou objetos que ele contém.

O filósofo Martin Milligan, que teve os dois olhos removidos aos dois anos de idade em decorrência de tumores malignos, escreveu sobre seu caso:

> Cegos congênitos com audição normal não ouvem apenas sons: eles podem ouvir objetos (isto é, têm consciência deles principalmente através dos ouvidos) quando estes se encontram razoavelmente próximos, contanto que não estejam baixo demais; e do mesmo modo podem "ouvir" parte da forma de seu ambiente imediato. [...] Posso ouvir objetos silenciosos, como postes de iluminação e carros estacionados com o motor desligado, conforme me aproximo deles e os deixo para trás, pois, sendo ocupantes de espaço, eles adensam a atmosfera, quase certamente por causa do modo como absorvem e/ou ecoam os sons dos meus passos e outros pequenos sons. [...] Em geral não é necessário que eu mesmo produza sons para obter essa percepção, embora ajude. Objetos na altura da cabeça provavelmente afetam um pouco as correntes de ar que chegam ao meu rosto, o que contribui para que eu me aperceba deles — razão por que alguns cegos se referem a esse tipo de percepção como seu "sentido facial".

O máximo desenvolvimento da visão facial tende a ser encontrado em pessoas que nasceram cegas ou perderam a visão em tenra idade; para o escritor Ved Mehta, que é cego desde os quatro anos, ela é tão desenvolvida que ele caminha depressa e confiantemente sem bengala, e às vezes as pessoas demoram a perceber que ele não enxerga.

Embora o som dos próprios passos ou da bengala possa ser suficiente, já foram relatadas outras formas de ecolocalização. Ben Underwood desenvolveu uma espantosa estratégia semelhante à dos golfinhos: emitia estalos regulares com a boca e interpretava acuradamente os ecos resultantes dos objetos próximos. Tamanha era sua habilidade de se mover dessa maneira que ele era capaz de participar de esportes coletivos e até de jogar xadrez.[15]

Muitos cegos dizem que usar bengala ajuda-os a "enxergar" o ambiente onde estão, pois o tato, a ação e o som são imediatamente transformados em um quadro "visual". A bengala funciona como uma substituição ou extensão sensitiva. Mas é possível dar a um cego uma imagem mais detalhada do mundo usando tecnologia mais moderna? Paul Bach-y-Rita foi pioneiro nesse campo e passou décadas testando os mais diversos tipos de substituto sensitivo, embora seu interesse especial fosse desenvolver dispositivos que pudessem ajudar os cegos fazendo uso de imagens táteis. (Em 1972 ele publicou um livro presciente no qual fez um levantamento de todos os mecanismos cerebrais que possam permitir uma substituição sensorial. Essa substituição, ele ressaltou, dependeria da plasticidade do cérebro — e a ideia de que o cérebro tinha algum grau de plasticidade era revolucionária na época.)

Bach-y-Rita pensou na possibilidade de conectar à pele a saída de dados de uma câmera de vídeo, ponto por ponto, permitindo a um cego formar uma "imagem tátil" de seu ambiente. Isso poderia funcionar, ele pensou, pois as informações táteis são organizadas topograficamente no cérebro, e a acurácia topográfica é essencial para a formação de uma imagem quase virtual. Finalmente ele passou a usar minúsculas placas com cerca de uma centena de eletrodos na parte mais sensível do corpo, a língua. (A língua possui a maior densidade de receptores sensiti-

---

[15] Ben, que teve retinoblastoma, teve os dois olhos removidos aos três anos de idade, mas tragicamente morreu aos dezesseis anos devido à recorrência do câncer. Vídeos de Ben e sua ecolocalização podem ser vistos no site <www.benunderwood.com>.

vos do corpo, e além disso ocupa, proporcionalmente, a maior quantidade de espaço no córtex sensitivo. Isso a torna singularmente adequada à substituição sensitiva.) Com esse dispositivo, do tamanho de um selo postal, os sujeitos de seu experimento puderam formar na língua uma "imagem" útil, apesar de imprecisa. Ao longo dos anos esses dispositivos foram ganhando complexidade, e hoje novos protótipos possuem entre quatro e seis vezes a resolução da primeira versão de Bach-y-Rita. Volumosos cabos de câmera foram substituídos por óculos equipados com minicâmeras, permitindo aos sujeitos dirigir a câmera de um modo mais natural, com movimentos da cabeça. Com esse recurso, cegos conseguem andar por um cômodo que não seja atravancado demais ou apanhar uma bola que venha rolando em sua direção.

Isso significa que eles agora estão "vendo"? Certamente estão apresentando o que os behavioristas chamam de "comportamento visual". Bach-y-Rita descreveu como seus sujeitos aprenderam "a fazer avaliações perceptuais usando meios visuais de interpretação, como perspectiva, paralaxe, aproximação e afastamento do alvo e estimativas de profundidade". Muitas dessas pessoas *sentiram-se* como se estivessem novamente enxergando, e exames de ressonância magnética funcional mostraram forte ativação de áreas visuais no cérebro enquanto elas estavam "vendo" com a câmera. ("Ver" ocorria particularmente quando os sujeitos eram capazes de mover voluntariamente a câmera, apontá-la para um lado e para o outro, *olhar* com ela. Olhar era crucial, pois não há percepção sem ação, não há ver sem olhar.)

Restaurar a visão de quem alguma vez a teve, seja por meios cirúrgicos, seja por um dispositivo de substituição sensitiva, é uma coisa, pois essa pessoa teria um córtex visual intacto e uma vida inteira de memórias visuais. Mas outra coisa é dar a visão a alguém que nunca enxergou, nunca experimentou luz ou imagens. Isso poderia parecer impossível, considerando o que agora sabemos sobre os períodos críticos do cérebro e a necessidade de pelo menos alguma experiência visual nos dois primeiros anos de vida para estimular o desenvolvimento do córtex visual. (Entretanto, o trabalho recente de Pawan Sinha e outros indica que o período crítico talvez não seja tão crítico como se pensava.)[16] Foram feitas tentativas de dar visão lingual também a cegos congênitos, com algum êxito. Uma jovem musicista, que nasceu cega, disse que "viu" os gestos do maestro pela primeira vez na vida.[17] Embora o córtex visual em cegos congênitos tenha um volume mais de 25% menor, aparentemente ele ainda pode ser ativado por substituição sensorial, o que foi confirmado, em vários casos, por exames de ressonância magnética funcional.[18]

Há evidências crescentes de que são extraordinariamente ricas as interconexões e interações das áreas sensitivas do cérebro, portanto é difícil dizer se alguma coisa é puramente visual, puramente auditiva ou puramente qualquer coisa. O mundo dos cegos pode ser especialmente rico desses estados intermediários — o intersensitivo, o metamodal —, estados para os quais não possuímos uma linguagem comum.[19]

---

[16] Ver Ostrovsky *et al.*, por exemplo.

[17] Poderíamos supor que os cegos congênitos não possuem nenhuma imagem mental, já que nunca tiveram experiência visual. No entanto, alguns declaram ter elementos visuais claros e reconhecíveis em sonhos. Helder Bértolo e colegas em Lisboa publicaram em 2003 um fascinante artigo descrevendo como compararam cegos congênitos com sujeitos de visão normal e encontraram "atividade visual equivalente" (com base em análise de antenuação de ondas alfa em eletroencefalogramas) nos dois grupos enquanto sonhavam. Os sujeitos cegos foram capazes, ao acordar, de desenhar os componentes visuais de seus sonhos, embora tivessem uma taxa menor de recordação dos sonhos. Bértolo *et al.* concluíram, assim, que "os cegos congênitos têm conteúdo visual em sonhos".

[18] Adquirir "visão", para alguém que nunca enxergou, será desnorteante ou enriquecedor? Para meu paciente Virgil, a quem uma cirurgia deu a visão depois de toda uma vida de cegueira, foi de início totalmente incompreensível, como descrevi em *Um antropólogo em Marte*. Por isso, embora as tecnologias de substituição sensitiva sejam empolgantes e prometam nova liberdade aos cegos, precisamos considerar também seu impacto sobre uma vida que já foi construída sem a visão.

[19] Em carta recente a seu colega Simon Hayhoe, John Hull discorreu sobre esse assunto:

> Por exemplo, quando me ocorre o pensamento de um carro, embora minhas imagens da linha de frente sejam de ter tocado recentemente o capô quente de um veículo, ou da forma do carro quando tateei em busca da maçaneta, também há vestígios

On blindness é uma troca de cartas entre o filósofo cego Martin Milligan e outro filósofo, Bryan Magee. Embora seu mundo não visual lhe pareça coerente e completo, Milligan percebe que as pessoas que veem têm acesso a um sentido, a um modo de conhecimento, que lhe é negado. Mas assevera que os cegos congênitos podem ter (e geralmente têm) experiências perceptuais ricas e variadas, mediadas pela linguagem e por imagens mentais de um tipo não visual. Podem ter, portanto, imagens mentais auditivas ou imagens mentais olfativas. Mas será que têm imagens mentais do tipo visual, um "olhar da mente"?

Nesse ponto Milligan e Magee não conseguem chegar a um consenso. Magee afirma que Milligan, um cego, não pode ter um verdadeiro conhecimento do mundo visual. Milligan discorda e garante que embora a linguagem apenas descreva pessoas e eventos, ela às vezes representa a experiência direta ou o conhecimento.

Nota-se que muitas crianças que nasceram cegas possuem memória superior e são verbalmente precoces. Podem desenvolver uma fluência tão extraordinária na descrição de rostos e lugares que os outros (e elas próprias) acabam em dúvida de que sejam realmente cegas. Os escritos de Helen Keller são um famoso exemplo que nos surpreende com sua brilhante qualidade visual.

Quando era menino, eu adorava ler *Conquest of Mexico* e *Conquest of Peru*, de Prescott. Achava que "via" aqueles lugares graças às descrições intensamente visuais, quase alucinógenas do autor. Anos depois, espantei-me ao descobrir que não só Pres-

---

da aparência do carro todo, de figuras de carros em livros ou de memórias de carros indo e vindo. Às vezes, quando tenho de tocar em um carro moderno, surpreendo-me ao constatar que meus vestígios de memória não correspondem à realidade e que os carros não têm a mesma forma de 25 anos atrás.

Há um segundo aspecto. O fato de um item do conhecimento estar tão enterrado no sentido ou sentidos que primeiro o receberam significa, para mim, que nem sempre tenho certeza se minha imagem é visual ou não. O problema é que as imagens táteis da forma e a sensação das coisas também parecem, frequentemente, adquirir um conteúdo visual, ou não posso dizer se a forma tridimensional da memória está sendo mentalmente representada por uma imagem visual ou tátil. Portanto, mesmo depois de todos esses anos, o cérebro não consegue distinguir de onde está recebendo as coisas.

cott jamais estivera no México e no Peru, mas ainda por cima ele havia sido praticamente cego desde os dezoito anos. Será que ele, como Torey, compensou a cegueira desenvolvendo incríveis poderes de imaginação visual, ou será que suas brilhantes descrições visuais eram, de certo modo, simuladas, possibilitadas pelos poderes evocativos e pictóricos da linguagem? Em que grau a descrição, a imagem posta em palavras, pode funcionar como substituto para o ato real de ver ou para a imaginação visual pictórica?

Depois de ficar cega na casa dos quarenta, Arlene Gordon descobriu que a linguagem e a descrição eram cada vez mais importantes, pois estimulavam sua capacidade de lidar com imagens mentais mais do que antes e, em certo sentido, permitiam-lhe ver. "Adoro viajar", ela me disse. "Eu *vi* Veneza quando estive lá." Ela explicou que seus companheiros de viagem descreviam os lugares, e ela então construía uma imagem mental baseada nos detalhes que eles lhe forneciam, em suas leituras e em suas próprias memórias visuais. "Pessoas que veem têm prazer em viajar comigo", ela comentou. "Faço perguntas, e elas então olham e veem coisas que, se não fosse por mim, passariam despercebidas. É tão comum pessoas que têm visão não verem nada! É um processo recíproco — enriquecemos mutuamente os nossos mundos."

Temos aqui um paradoxo — delicioso — que não consigo resolver: se de fato existe uma diferença fundamental entre a vivência e a descrição, entre o conhecimento direto e o conhecimento mediado do mundo, por que então a linguagem é tão poderosa? A linguagem, a mais humana das invenções, pode possibilitar o que, em princípio, não deveria ser possível. Pode permitir a todos nós, inclusive os cegos congênitos, ver com os olhos de outra pessoa.

REFERÊNCIAS BIBLIOGRÁFICAS

ABBOTT, Edwin A. *Flatland: A romance of many dimensions*. [1884] Reimpressão, Nova York, Dover, 1992.
AGUIRRE, Geoffrey K., D'ESPOSITO, Mark. "Environmental knowledge is subserved by separable dorsal/ventral neural areas". *Journal of Neuroscience* 17 (7), 1997, pp. 2512-18.
BACH-Y-RITA, Paul. *Brain mechanisms in sensory substitution*. Nova York, Academic Press, 1972.
_____, KERCEL, Stephen W. "Sensory substitution and the human-machine interface". *Trends in Cognitive Sciences* 7 (12), 2003, pp. 541-6.
BARRY, Susan R. *Fixing my gaze: a scientist's journey into seeing in three dimensions*. Nova York, Basic Books, 2009.
BENSON, Frank D., DAVIS, R. Jeffrey, SNYDER, Bruce D. "Posterior cortical atrophy". *Archives of Neurology* 45 (7), 1988, pp. 789-93.
_____, GESCHWIND, Norman. "The alexias". Em: VINKEN, P. J., BRUYN, G. W. (orgs.) *Handbook of clinical neurology*. Amsterdam, Elsevier, 1969, pp. 112-40, vl. IV.
BENTON, Arthur L. "Contributions to aphasia before Broca". *Cortex* 1, 1964, pp. 314-27.
BERKER, Ennis Ata, BERKER, Ata Husnu, SMITH, Aaron. "Translation of Broca's 1865 report: localization of speech in the third left frontal convolution". *Archives of Neurology* 43, 1986, pp. 1065-72.
BÉRTOLO, H. "Visual imagery without visual perception?" *Psicológica* 26, 2005, pp. 173-88.
_____, PAIVA, T. PESSOA, L., MESTRE, R., MARQUES, R., SANTOS, R. "Visual dream content, graphical representation and EEG alpha activity in congenitally blind subjects. *Brain Research/Cognitive Brain Research* 15 (3), 2003, pp. 277-84.
BEVERSDORF, David Q., HEILMAN, Kenneth M. "Progressive ventral posterior cortical degeneration presenting as alexia for music and words". *Neurology* 50, 1998, pp. 657-9.
BIGLEY, Kim G., SHARP, Frank R. "Reversible alexia without agraphia due to migraine". *Archives of Neurology* 40, 1983, pp. 114-5.

BISIACH, E. LUZZATTI, C. "Unilateral neglect of representational space". *Cortex* 14 (1), 1978, pp. 129-33.
BODAMER, Joachim. "Die Prosop-agnosie". *Archive für Psychiatrie und Nervenkrankheiten* 179, 1947, pp. 6-53.
BORGES, Jorge Luis. "Memories of a trip to Japan". In: ALIFANO, Roberto (org.), *Twenty-four conversations with Borges*. Housatonic, MA, Lascaux Publishers, 1984.
BRADY, Frank B. *A singular view: the art of seeing with one eye*. Vienna, VA, Michael O. Hugues, 2004, 6ª ed.
BREWSTER, David. *The stereoscope: Its history, theory and construction*. Londres, John Murray, 1856.
CAMPBELL, Ruth. "Face to face: interpreting a case of developmental prosopagnosia". In: CAMPBELL, Ruth (org.), *Mental lives: case studies in cognition*. Oxford, Blackwell, 1992, pp. 216-36.
CHANGIZI, Mark. *The vision revolution*. Dallas, BenBella, 2009.
_____, ZHANG, Qiong, YE, Hao, SHIMOJO, Shinsuke. "The structures of letters and symbols throughout human history are selected to match those found in objects in natural scenes. *American Naturalist* 167 (5), 2006, pp. E117-39.
CHARCOT, J. M. "On a case of word-blindness" e "On a case of sudden and isolated suppression of the mental vision of signs and objects (forms and colours)". Em: ID. *Clinical lectures on diseases of the nervous system*. Londres, New Sydeham Society, 1889, conferências XI e XIII, vl. III.
CHEBAT, Daniel-Robert, RAINVILLE, Constant, KUPERS, Ron, PTITO, Maurice. "Tactile-'visual' acuity of the tongue in early blind individuals". *NeuroReport* 18, 2007, pp. 1901-4.
CISNE, John. "Stereoscopic comparison as the long-lost secret to microscopically detailed illumination like the Book of Kells". *Perception* 38 (7), 2009, pp. 1087-103.
COHEN, Leonardo G., CELNIK, Pablo, PASCUAL-LEONE, Alvaro, CORWELL, Brian, FAIZ, Lala, DAMBROSIA, James, HONDA, Manabu, SADATO, Norihiro, GERLOFF, Christian, CATALÁ, Dolores M., HALLETT, Mark. "Functional relevance of cross-modal plasticity in blind humans". *Nature* 389, 1997, pp. 180-3.
CRITCHLEY, Macdonald. "Types of visual perseveration: 'paliopsia' and 'illusory visual spread'". *Brain* 74, 1951, pp. 267-98.
_____. *The parietal lobes*. Nova York, Hafner, 1953.
_____. "Dr. Samuel Johnson's aphasia". *Medical History* 6, 1962, pp. 27-44.
DAMÁSIO, António R. "A mechanism for impaired fear recognition after amygdala damage". *Nature* 433 (7021), 2005, pp. 22-3.
_____, DAMÁSIO, Hanna. "The anatomic basis of pure alexia". *Neurology* 33, 1983, pp. 1573-83.

DAMÁSIO, António R., DAMÁSIO, Hanna, VAN HOESEN, Gary W. "Prosopagnosia: anatomic basis and behavioral mechanisms. *Neurology* 32, 1982, p. 331.
DARWIN, Charles. *The autobiography of Charles Darwin, 1809-1882*. [1887] Reimpressão. Nova York, W. W. Norton, 1993.
DEHAENE, Stanislas. *The number sense*. Nova York, Oxford University Press, 1999.
_____. *Reading in the brain: the science and evolution of a human invention*. Nova York, Viking, 2009.
DÉJERINE, J. "Contribution à l'étude anatomo-patologique et clinique des différentes variétés de cécité verbale. *Mémoires de la Société de Biology* 4, 1892, pp. 61-90.
DELLA SALA, Sergio, YOUNG, Andrew W. "Qualigno's 1867 case of prosopagnosia". *Cortex* 39, 2003, pp. 533-40.
DEVINSKY, Orrin. "Delusional misidentifications and duplications". *Neurology* 72, 2009, pp. 80-7.
_____, DAVACHI, Lila, SANTCHI, Cornelia, QUINN, Brian T., STARESINA, Bernhard P., THESEN, Thomas. "Hiperfamiliarity for faces". *Neurology* 74, 2010, p. 970-4.
_____, FARAH, Martha J., BARR, William B. "Visual agnosia". *In:* GOLDENBERG, Georg, MILLER, Bruce (orgs.), *Handbook of clinical neurology* 88, 2008, pp. 417-27.
DONALD, Merlin. *Origins of the modern mind: three stages in the evolution of culture and cognition*. Cambridge, Harvard University Press, 1991.
DUCHAINE, Bradley, GERMINE, Laura, NAKAYAMA, Ken. "Family resemblance: Ten family members with prosopagnosia and within-class object agnosia". *Cognitive Neuropsychology* 24 (4), 2007, pp. 419-30.
_____, NAKAYAMA, Ken. "Dissociations of face and object recognition in developmental prosopagnosia". *Journal of Cognitive Neuroscience* 172, 2005, pp. 249-61.
ELING, Paul (org.). *Reader in the history of aphasia: from Franz Gall to Norman Geschwind*. Philadelphia, John Benjamins, 1994.
ELLINWOOD, Everett H. Jr. "Perception of faces: disorders in organic and psychopathological states". *Psychiatric Quarterly* 43 (4), 1969, pp. 622-46.
ENGEL, Howard. *Memory book*. Toronto, Penguin, 2005.
_____. *The man who forgot how to read*. Toronto, HarperCollins, 2007.
ETCOFF, Nancy, EKMAN, Paul, MAGEE, John J., FRANK, Mark G. "Lie detection and language comprehension". *Nature* 405, 2000, p. 139.
FARAH, Martha. *Visual agnosia*. Cambridge, MIT Press/Bradford Books, 2004, 2ª ed.
_____, SOSO, Michael J., DASHEIFF, Richard M. "Visual angle of the mind's eye before and after unilateral occipital lobectomy". *Journal of Experimental Psychology: Human Perception and Performance* 18 (1), 1992, pp. 241-6.

FFYTCHE, D. H., HOWARD, R. J., BRAMMER, M. J., WOODRUFF, David P., WILLIAMS, S. "The anatomy of conscious vision: An fMRI study of visual hallucinations". *Nature Neuroscience* 1 (8), 1998, pp. 738-42.

_____, LAPPIN, J. M., PHILPOT, M. "Visual command hallucinations in a patient with pure alexia". *Journal of Neurology, Neurosurgery and Psychiatry* 75, 2004, pp. 80-6.

FLEISHMAN, John A., SEGALL, John D., JUDGE, Frank P. Jr. "Isolated transient alexia: A migrainous accompaniment. *Archives of Neurology* 40, 1983, pp. 115-6.

FRASER. J. T. *Time, the familiar stranger.* Amherst, University of Massachusetts Press, 1987 (Ver também o prefácio da edição de 1989 em braille, Stuart, FL, Triformation Braille Service.)

FREIWALD, Winrich A., TSAO, Doris Y., LIVINGSTONE, Margaret S. "A face feature space in the macaque temporal lobe. *Nature Neuroscience* 12 (9), 2009, pp. 1187-96.

GALTON, Francis. *Inquiries into human faculty and its development.* Londres, Macmillan, 1883.

GARRIDO, Lucia, FURL, Nicholas, DRAGANSKI, Bogdan, WEISKOPF, Nikolaus, STEVENS, John, TAN, Geoffrey Chern-Yee, DRIVER, Jon, DOLAN, Ray J., DUCHAINE, Bradley. "Voxel-based morphometry reveals reduced grey matter volume in the temporal cortex of developmental prosopagnosics. *Brain* 132, 2009, pp. 3443-55.

GAUTHIER, Isabel, SKUDLARSKI, Pawel, GORE, John C., ANDERSON, Adam W. "Expertise for cars and birds recruits brain areas involved in face recognition". *Nature Neuroscience* 3 (2), 2000, pp. 191-7.

_____, TARR, Michael J., BUB, Daniel (orgs.) *Perceptual expertise: bridging brain and behavior.* Nova York, Oxford University Press, 2010.

GIBSON, James J. *The perception of the visual world.* Boston, Houghton Mifflin, 1950.

GOLDBERG, Elkhonon. "Gradient approach to neocortical functional organization". *Journal of Clinical and Experimental Neuropsychology* 11 (4), 1989, pp. 489-517.

_____. *The new executive brain: frontal lobes in a complex world.* Nova York, Oxford University Press, 2009.

GOULD, Stephen Jay. *O polegar do panda.* São Paulo, Martins Fontes, 2004.

GRANDIN, Temple. *Thinking in pictures: And other reports from my life with autism.* Nova York, Vintage, 1996.

GREGORY, R. L. "Perceptions as hypotheses". *Philosophical Transactions of the Royal Society, London B* 290, 1980, pp. 181-97.

GROSS, C. G. *Brain, vision, memory: Tales in the history of Neuroscience.* Cambridge, MIT Press/Bradford Books, 1999.

_____. "Making sense of printed symbols". *Science* 327, 2010, pp. 524-5.

_____, BENDER, D. B., ROCHA-MIRANDA, C. E. "Visual receptive fields of neurons in inferotemporal cortex of the monkey. *Science* 166, 1969, pp. 1303-6.

_____, _____, _____. "Visual properties of neurons in inferotemporal cortex of the macaque". *Journal of Neurophysiology* 35, 1972, pp. 96-111.

HADAMARD, Jacques. *The psychology of invention in the matematical field*. Nova York, Dover, 1954.

HALE, Sheila. *The man who lost his language: A case of aphasia*. Londres e Filadélfia, Jessica Kingsley, 2007.

HAMBLIN, Richard. *The invention of clouds: How an amateur meteorologist forged the language of the skies*. Nova York, Farrar Straus/Giroux, 2001.

HARRINGTON, Anne. *Medicine, mind, and the double brain: a study in nineteenth-century thought*. Princeton, Princeton University Press, 1987.

HEAD, Henry. *Aphasia and kindred disorders of speech*. Cambridge, Cambridge University Press, 1926, 2 vls.

_____, HOLMES, Gordon. "Sensory disturbances from cerebral lesions. *Brain* 34, 1911, pp. 102-254.

HEFTER, Rebecca L., MANOACH, Dara S., BARTON, Jason J. S. "Perception of facial expression and facial identity in subjects with social development disorders". *Neurology* 65, 2005, pp. 1620-5.

HOLMES, Oliver Wendell. "Sun painting and sun sculpture". *Atlantic Monthly* 8, 1861, pp. 13-29.

HUBEL, David H., WIESEL, Torsten N. *Brain and visual perception: the story of a 25-year old collaboration*. Nova York, Oxford University Press, 2005.

HULL, John. *Touching the rock: an experience of blindness*. Nova York, Pantheon, 1991.

HUMPHREYS, Glyn W. (org.) *Case studies in the neuropsychology of vision*. East Sussex, Psychology Press, 1999.

JUDD, Ted, GARDNER, Howard, GESCHWIND, Norman. "Alexia without agraphia in a composer". *Brain* 106, 1983, pp. 435-57.

JULESZ, Bela. *Foundations of cyclopean perception*. Chicago, University of Chicago Press, 1971.

KANWISHER, Nancy, MCDERMOTT, Josh, CHUN, Marvin M. "The fusiform face area: a module in human extrastriate cortex specialized for face perception. *Journal of Neuroscience* 17 (11), 1997, pp. 4302-11.

KAPUR, Narinder (org.). *Injured brains of medical minds: views from within*. Oxford, Oxford University Press, 1997.

KARINTHY, Frigyes. *Journey round my skull*. Nova York, NYRB Classics, 2008.

KELLY, David, QUINN, Paul C., SLATER, Alan M., LEE, Kang, GIBSON, Alan, SMITH, Michael, GE, Liezhong, PASCALIS, Oliver. "Three-months olds, but not newborns, prefer own-race faces". *Developmental Science* 8 (6), 2005, pp. F31-6.

KLESSINGER, Nicolai, SZCZERBINSKI, Marcin, VARLEY, Rosemary. "Algebra in a man with severe aphasia". *Neuropsychologia* 45 (8), 2007, pp. 1642-8.

KOSSLYN, Stephen Michael. "Scanning visual images: some structural implications". *Perception & Psychophysics* 14 (1), 1973, pp. 90-4.

_____. *Image and mind.* Cambridge, Harvard University Press, 1980.

KOSSLYN, Stephen M., THOMPSON, William M., GANIS, Giorgio. *The case for mental imagery.* Nova York, Oxford University Press, 2006.

LISSAUER, Heinrich. "Ein Fall Von Seelenblindheit nebst einem Beitrag zur Theorie derselben". *Archiv für Psychiatrie* 21, 1890, pp. 222-70.

LIVINGSTONE, Margaret S., CONWAY, Bevil R. "Was Rembrandt stereoblind?". *New England's Journal of Medicine* 351 (12), 2004, pp. 1264-5.

LURIA, A. R. *The man with a shattered world.* Nova York, Basic, 1972.

LUSSEYRAN, Jacques. *And there was light.* Nova York, Parabola, 1998.

MAGEE, Bryan, MILLIGAN, Martin. *On blindness.* Nova York, Oxford University Press, 1995.

MAYER, Eugene, ROSSION, Bruno. "Prosopagnosia". *In:* GODEFROY, O., BOGOUSSLAVSKY, J. (orgs.) *Behavioral and cognitive neurology of stroke.* Cambridge, Cambridge University Press, 2007.

MCDONALD, Ian. "Musical alexia with recovery: a personal account". *Brain* 129 (10), 2006, pp. 2554-61.

MCGINN, Colin. *Mindsight: image, dream, meaning.* Cambridge, Harvard University Press, 2004.

MERABET, L. B., HAMILTON, R., SCHLAUG, G., SWISHER, J. D., KIRIAKOPOULOS, E. T., PITSKEL, N. B., KAUFFMAN, T., PASCUAL-LEONE, A. "Rapid and reversible recruitment of early visual cortex for touch". *PLOS One* 3 (8), 27 de agosto de 2008, p. e3046.

MESULAM, M.-M. *Principles of behavioral neurology.* Philadelphia, F. A. Davis, 1985.

MORGAN, W. Pringle. "A case of congenital word blindness'. *British Medical Journal* 2 (1871), 1896, p. 1378.

MOSS, C. Scott. *Recovery with aphasia: the aftermath of my stroke.* Urbana, University of Illinois Press, 1972.

NAKAYAMA, Ken. "Modularity in perception, its relation to cognition and knowledge". In: GOLDSTEIN, Bruce E. (org.) *Blackwell handbook of perception.* Malden, MA, Wiley-Blackwell, 2001, pp. 737-59,

OSTROVSKY, Yuri, ANDALMAN, Aaron, SINHA, Pawan. "Vision following extended congenital blindness". *Psychological Science* 17 (12), 2006, pp. 1009-14.

PALLIS, C. A. "Impaired identification of faces and places with agnosia for colours". *Journal of Neurology, Neurosurgery and Psychiatry* 18, 1955, p. 218.

PAMMER, Kristen, HANSEN, Peter C., KRINGELBACH, Morten L., HOLLIDAY, Ian, BARNES, Gareth, HILLEBRAND, Arjan, SINGH, Krish D., CORNELISSEN, Piers L. "Visual world recognition: the first half second". *Neuroimage* 22, 2004, pp. 1819-25.

PASCALIS, O., SCOTT, L. S., KELLY, D. J., SHANNON, R. W., NICHOLSON, E., COLEMAN, M., NELSON, C. A. "Plasticity of face processing in infancy". *Proceedings of the National Academy of Sciences* 102 (14), 2005, pp. 5297-300.

PASCUAL-LEONE, A., MERABET, L. B., MAGUIRE, D., WARDE, A., ALTERESCU, K., STICKGOLD, R. "Visual hallucinations during prolonged blindfolding in sighted subjects". *Journal of Neuroophtalmology* 24 (12), 2004, pp. 109-13.

PETERSEN, S. E., FOX, P.T., POSNER, M. I., MINTUN, M., RAICHLE, M. E. "Positron emission tomographic studies of the cortical anatomy of single-word processing". *Nature* 331 (6137), 1988, pp. 585-89.

POE, Edgar Allan. "The sphinx". In: *Complete stories and poems of Edgar Allan Poe*. [1846] Reimpressão, Nova York, Doubleday, 1984.

POMERANZ, Howard D., LESSELL, Simmons. "Palinopsia and polyopia in the absence of drugs or cerebral disease". *Neurology* 54, 2000, pp. 855-9.

PONS, Tim. "Novel sensations in the congenitally blind'. *Nature* 380, 1996, pp. 479-80.

PRESCOTT, William. *A history of the conquest of Mexico: with a preliminary view of the ancient Mexican civilization and the life of Hernando Cortes.* [1843] Reimpressão. Londres, Everyman's Library, 1957.

_____. *A history of the conquest of Peru.* [1847] Reimpressão. Londres, Everyman's Library, 1934.

PTITO, Maurice, MOESGAARD, Solvej M., GJEDDE, Albert, KUPERS, Ron. "Crossmodal plasticity revealed by electrotactile stimulation of the tongue in the congenitally blind". *Brain* 128 (3), 2005, pp. 606-14.

PURVES, Dale, LOTTO, R. Beau. *Why we see what we do: an empirical theory of vision.* Sunderland, MA, Sinauer Associates, 2003.

QUIAN QUIROGA, Rodrigo, KRASKOV, Alexander, KOCH, Cristof, FRIED, Itzhak. "Explicit encoding of multimodal percepts by single neurons in the human brain". *Current Biology* 19, 2009, pp. 1308-13.

_____, REDDY, L., KREIMAN, G., KOCH, C., FRIED, I. "Invariant visual representation by single neurons in the human brain". *Nature* 435 (23), 2005, pp. 1102-7.

RAMACHANDRAN, V. S. "Perceptual correlates of neural plasticity in the adult human brain". In: PAPATHOMAS, Thomas V. (org.) *Early vision and beyond.* Cambridge, MIT Press/Bradford Books, 1995, pp. 227-47.

_____. Foreword. In: PESSOA, Luiz, DE WEERD, Peter (orgs.) *From perceptual completion to cortical reorganization.* Nova York, Oxford University Press, 2003, pp. XI-XXII.

_____, GREGORY, R. L. "Perceptual filling in of artificially induced scotomas in human vision". *Nature* 350 (6320), 1991, pp. 699-702.

RENIER, Laurent, DE VOLDER, Anne G. "Cognitive and brain mechanisms in sensory substitution of vision: a contribution to the study of human perception". *Journal of Integrative Neuroscience* 4 (4), 2005, pp. 489-503.

ROCKE, Alan J. *Image and reality: Kekulé, Kopp, and the scientific imagination*. Chicago, University of Chicago Press, 2010.

ROMANO, Paul. "A case of acute loss of binocular vision and stereoscopic depth perception". *Binocular Vision & Strabismus Quarterly* 18 (1), 2003, pp. 51-5.

ROSENFIELD, Israel. *A invenção da memória*. Rio de Janeiro, Nova Fronteira, 1994.

RUSSELL, R., DUCHAINE, B., NAKAYAMA, K. "Super-recognizers: people with extraordinary face recognition ability". *Psychonomic Bulletin & Review* 16, 2009, pp. 252-7.

SACKS, Oliver. *Com uma perna só*. São Paulo, Companhia das Letras, 2003.

———. *O homem que confundiu sua mulher com um chapéu*. São Paulo, Companhia das Letras, 1997.

———. *Um antropólogo em Marte*. São Paulo, Companhia das Letras, 1995.

———. *A ilha dos daltônicos*. São Paulo, Companhia das Letras, 1997.

———. "Stereo Sue". *The New Yorker*, 19 de junho de 2006, pp. 64-73.

———. *Alucinações musicais*. São Paulo, Companhia das Letras, 2007.

———, SIEGEL, Ralph M. "Seeing is believing as brain reveals its adaptability". Carta ao editor. *Nature* 441 (7097), 2006, p. 1048.

SADATO, Norihiro. "How the blind 'see'. Braille: Lessons from functional magnetic resonance imaging". *Neuroscientist* 11 (6), 2005, pp. 577-82.

———, PASCUAL-LEONE, Alvaro, GRAFMAN, Jordan, IBAÑEZ, Vicente, DEIBER, Marie-Pierre, DOLD, George, HALLETT, Mark. "Activation of the primary visual cortex by Braille reading in blind subjects". *Nature* 380, 1996, pp. 526-8.

SASAKI, Yuka, WATANABE, Takeo. "The primary visual cortex fills in color". *Proceedings of the National Academy of Sciences of the USA* 101 (52), 2004, pp. 18251-6.

SCRIBNER, Charles Jr. *In the web of ideas: the education of a publisher*. Nova York, Charles Scribner's Sons, 1993.

SELLERS, Heather. "Tell me again who you are". *In:* GUTKING, Lee (org.), *Best creative nonfiction*. Nova York, W. W. Norton, 2007, pp. 281-319.

———. *You don't like anyone I know*. Nova York, Riverhead Books, 2010.

SHALLICE, Tim. "Lissauer on agnosia". *Cognitive Neuropsychology* 5 (2), 1988, pp. 153-92.

SHEPARD, R. N., METZLER, J. "Mental rotation of three-dimensional objects". *Science* 171, 1971, pp. 701-03.

SHIMOJO, Shinsuke, NAKAYAMA, Ken. "Real world occlusion constraints and binocular rivalry". *Vision Research* 30 (1), 1990, pp. 69-80.

———, PARADISO, M., FUJITA, I. "What visual perception tells us about mind and brain". *Proceedings of the National Academy of Sciences of the USA* 98 (22), 2001, pp. 12340-1.

SHIMOJO, Shinsuke, SHAMS, Ladan. "Sensory modalities are not separate modalities: plasticiy and interactions". *Current Opinion in Neurobiology* 11, 2001, pp. 505-9.

SHIN, Yong-Wook, NA, Myung Hyon, HA, Tae Hyon, KANG, Do-Hyung, YOO, So-Young, KWON, Jun Soo. "Disfunction in configural face processing in patients with schizophrenia". *Schizophrenia Bulletin* 34 (3), 2008, pp. 538-43.

SUGITA, Yoichi. "Face perception in monkeys reared with no exposure to faces". *Proceedings of the National Academy of Sciences of the USA* 105 (1), 2008, pp. 394-8.

TANAKA, Keiji. "Inferotemporal cortex and object vision". *Annual Review of Neuroscience* 19, 1996, pp. 109-39.

_____. "Columns for complex visual objects features in the inferotemporal cortex: clustering of cells with similar but slightly different stimulus selectivities. *Cerebral cortex* 13 (1), 2003, pp. 90-9.

TARR, M. J., GAUTHIER, I. "FFA: a flexible fusiform area for subordinate-level visual processing automatized by expertise". *Nature Neuroscience* 3 (8), 2000, pp. 764-9.

TEMPLE, Christine. "Developmental memory impairment: faces and patterns". *In:* CAMPBELL, Ruth (org.), *Mental lives: case studies in cognition.* Oxford, Blackwell, 1992, pp. 199-215.

TENBERKEN, Sabriye. *My path leads to Tibet.* Nova York, Arcade, 2003.

TOREY, Zoltan. *The crucible of consciousness.* Nova York, Oxford University Press, 1999.

_____. *Out of darkness.* Nova York, Picador, 2003.

TURNBULL, Colin M. *The forest people.* Nova York, Simon & Schuster, 1961.

WEST, Thomas G. *In the mind's eye: visual thinkers, gifted people with dyslexia and other learning difficulties, computer images and the ironies of creativity.* Amherst, Prometheus Books, 1997.

WHEATSTONE, Charles. "Contributions to the physiology of vision. — Part the first. On some remarkable, and hitherto unobserved phenomena of binocular vision". *Philosophical Transactions of the Royal Society of London* 128, 1838, pp. 371-94.

WIGAN, A. L. *The duality of the mind, proved by the structure, functions, and diseases of the brain.* Londres, Longman, Brown, Green and Longmans, 1844.

WOLF, Maryanne. *Proust and the squid: the story and science of the reading brain.* Nova York, HarperCollins, 2007.

YARDLEY, Lucy, MCDERMOTT, Lisa, PISARSKI, Stephanie, DUCHAINE, Brad, NAKAYAMA, Ken. "Psychological consequences of developmental prosopagnosia: a problem of recognition". *Journal of Psychosomatic Research* 65, 2008, pp. 445-51.

ZUR, Dror, ULLMANN, Shimon. "Filling-in of retinal scotomas". *Vision Research* 43, 2003, pp. 971-82.

ÍNDICE REMISSIVO

abandono unilateral, 174
Abbott, Edwin, 167
Abramson, David H., 132-41, 143, 145, 149, 151-3, 164, 172
afasia, 40-4, 46-7, 49, 52, 62, 68, 89; detecção de mentiras e, 47; epilepsia e, 67; formas de, 40-2; gestos/mímica e, 48; isolamento social e, 43, 46; léxico para, 48; música e, 49, 52; pensamento e, 41, 42, 43; recuperação de, 41, 43; sonhos e, 42; transitória, 41
agnosia (para objetos), 17-37, 59, 67, 84, 90, 92, 97; definição, 26, 59; *ver também* prosopagnosia
agnosia topográfica, 85, 86, 100, 102
agrafia, 17, 58, 62, 75; isolada, 62
alexia, 17, 28, 32, 36, 57-9, 61, 62-7, 70, 75, 78; bilinguismo, 69; definição, 17, 58, 67; história da, 59-64; musical, 15-8, 36, 70; transitória, 67, 92; *ver também* leitura
alucinação, 25, 52, 70, 93, 145, 162-4, 194, 203-4; de rostos, 93, 137, 160-1, 203; lexical, 70; *ver também* preenchimento
Alzheimer, doença de, 17, 25-8, 85
amígdala, 87, 98
anfetaminas, imagens mentais e, 194
Anne F., 84, 85
anomia, 26, 34
anosognosia, 202
Anton, síndrome de, 202
área de formação visual de palavras, 59, 63-4, 69-73, 89

área facial fusiforme, 92-8, 203
Asperger, síndrome de, 81, 87; *ver também* Grandin, Temple
atrofia cortical posterior, 19, 25
audiolivros, 37, 65, 66, 148, 191

Bach-y-Rita, Paul, 206-7
Barry, Sue, 114-30
Benson, Frank, 25-8
Bértolo, Helder, 208
Beth Abraham, Hospital, 44-5, 51-2
Bigley, G. Kim, 67
Bisiach, Eduardo, 200
Bodamer, Joachim, 90-1
Bonnet, Charles, 204
Borges, Jorge Luis, 73, 181
Brady, Frank, 177-8
Braille, 181, 187, 190-1, 204
Brewster, David, 125-6
Broca, Paul, 59, 89
Bruner, Jerome, 192

caligrafia, reconhecimento de, 96; *ver também* escrita
canábis *ver* maconha
câncer, 132, 135, 137, 139, 151, 206
Capgras, síndrome de, 98-9
caracteres japoneses (kanji e kana), 69-70, 73
caricaturas, 87, 94
cegueira: intensificação ou substituição de sentidos e, 76, 180-2, 192, 204-10; sonhos e, 208; vivência da, 149, 161, 175, 179-93, 204-10; *ver também* agnosia

cegueira estereoscópica, 86, 108-12, 120, 166-72; artistas e, 112; incidência de, 111; transitória, 111; *ver também* Barry, Sue; visão estereoscópica, perda da cegueira para cores, 86, 100, 128
cegueira para rostos: adaptações à, 86-8; adquirida e congênita, 99; base genética, 83-4, 100; compreensão pelas pessoas, 102; consequências sociais da, 79-82, 85, 99-102; decorrente de tumor, 85
cérebro, imageamento do, 18, 25, 63, 70, 92-3, 176, 200, 204, 207
Changizi, Mark, 73
Charcot, Jean Martin, 59, 75-6, 90
Charles Bonnet, síndrome de, 204
Cisne, John, 126
Close, Chuck, 86
Conway, Bevil, 112
cor: anomia cromática, 26; como identificador, 21, 23, 28-31, 35, 187; dificuldade para reconhecer, 57, 61, 91; enxaqueca e, 201; preenchimento e, 152-9; reconhecimento ou percepção de, 88, 104, 124, 172; visualização ou imaginação de, 186-91, 201
córtex ínfero-temporal *ver* área facial fusiforme, área de formação visual das palavras
Critchley, MacDonald e, 42, 91, 111, 161

Damásio, António, 63, 87
Damásio, Hanna, 63
Darwin, Charles, 71, 74, 79, 196, 203
degeneração macular, 149, 150
Dehaene, Stanislas, 63-4, 69, 73
Déjerine, Joseph-Jules, 59-63, 70, 90
desatenção visual, 18, 178
Devinsky, Orrin, 96, 98
dislexia, 59, 102
dispositivos e telecnologias para ver em estéreo, 103-8, 116, 126
doenças crônicas, hospital de, 44-5
Donald, Merlin, 53
dr. P. (o homem que confundiu sua mulher com um chapéu), 26-7, 32, 84-5
Duchaine, Brad, 100-1

Einstein, Albert, 203
Ellinwood, Everett, 79
Engel, Howard, 56, 58, 60, 62, 64, 78
enxaqueca: afasia e, 67; alexia e, 67; cegueira estereoscópica e, 111; cores e, 201; distinta de tumor, 140; imagens mentais involuntárias e, 137, 194
epilepsia, 67, 139; e alexia, 67
escotoma, 136-8, 144, 155-8
escrita: afasia e, 42; alucinação de, 70, 144; aprendizado da, 69; caligrafia, reconhecimento de, 96; dificuldades para escrever *ver* agrafia; evolução da, 72-3; no escuro, 182; preservada com alexia (alexia sem agrafia), 58-78; sistemas de, 69, 73
esquizofrenia: reconhecimento de expressões faciais e, 87
estado vegetativo, 40
estereogramas, 108, 121-2, 125-6
Etcoff, Nancy, 47
expressão facial, 34-5, 46-7, 84, 87, 161

familiaridade, sensação de, 98-9
Faraday, Michael, 104, 197
Farah, Martha, 96, 201
ffytche, Dominic, 70, 93, 203
Fleishman, John A., 67
Flourens, Jean-Pierre, 89
formas das letras, evolução das, 73
fotografia, história da, 104
fotografias e gravuras, reconhecimento de, 20, 22, 31, 34, 35, 80, 82, 86, 92, 128, 170
Fox, Stephen, 176
Fraser, J. T., 181
Freiwald, Winrich, 93
frenologia, 89
Freud, Sigmund, 59, 79, 89
Fried, Itzhak, 94

Galeno, 103
Gall, Franz Joseph, 88-9
Galton, Francis, 196, 197, 199
Garrido, Lucia, 100
Gauthier, Isabel, 97
Gertsman, síndrome de, 26
gestos e mímica, 45, 47-50, 52

Gibson, J. J., 128
Goldberg, Elkhonon, 96
Goodall, Jane, 83, 97
Gordon, Arlene, 191, 210
Gough, John, 182
Gould, Stephen Jay, 72
gradientes, princípio da organização cortical em, 96
Grandin, Temple, 87, 198
Gregory, Richard L., 106-7
Gross, Charles, 93

Hale, John e Sheila, 43
Hamblyn, Richard, 182
Head, Henry, 89, 201
Helmholtz, Hermann von, 106
hemianopia, 200, 201
hiperlexia, 64
Holmes, Gordon, 201
Holmes, Oliver Wendell, 104
Howard, Luke, 182
Hubel, David, 103, 111, 114-6, 128-9
Hull, John, 175, 179-84, 186-7, 189-91, 193, 195, 204, 208

ideogramas chineses, 69, 73-4
ilusões estereoscópicas, 106, 125-6, 169-71
imagem ou memória motora, 69, 75-6, 87, 89, 158, 180
imagens mentais, 32, 75, 90, 137, 161, 163, 180, 184, 186-8, 191-204, 209-10; afasia e, 49; alexia e, 75; cegueira e, 179-93, 201, 204-10; de rostos, 188, 204; descritivas e figurativas, 50, 202; enativas, 192; involuntárias, 137, 159, 194, 204; pensamento criativo e, 197-8; perda ou inexistência de, 75, 179, 193-7; ressonância magnética funcional, estudos de, 200, 203; voluntárias, 159, 184-210

Jackson, John Hughlings, 41-3, 89, 90
Joan C., 85, 96
Johnson, dr. Samuel, 42
Julesz, Béla, 125

Kallir, Lilian, 15-37, 58, 78

kanji e kana *ver* caracteres japoneses
Kapur, Narinder, 41
Karinthy, Frigyes, 161
Kekulé, August, 197-8
Klessinger, Nicolai, 49
Koch, Christof, 94
Kosslyn, Steven M., 50, 199-200, 202

Landolt, Edmund, 60-1
leitura: evolução da, 70-3; significado e, 64; *ver também* alexia
Leonardo da Vinci, 103
Lester C., 87
língua, substituição sensitiva e, 76, 206-7
línguas alfabéticas e icônicas, 69, 73
Lissauer, Heinrich, 58
Livingstone, Margaret, 93, 112
Livro de Kells, 126
localização da função cortical, história da, 89-90
Lombroso, Cesare, 89
Lordat, Jacques, 43
Luria, A. R., 150, 162
Lusseyran, Jacques, 188-91, 193
Luzzatti, Claudio, 200
Lynch, Alexandra, 101

maconha, 168-9
Magee, Brian, 209
Maxwell, James Clerk, 104
McDonald, Ian, 36
McGinn, Colin, 197
Mehta, Ved, 205
melanoma ocular, 132-43, 151
memória, como substituto da percepção sensorial *ver* imagens mentais
Merabet, Lofti, 183
Mesulam, M.-Marsel, 174
Metzler, Jacqueline, 199
Milligan, Martin, 205, 209
Milton, John, 181
modularidade cortical, 89-97
Morgan, W. Pringle, 59
Morin, Bernard, 182
Morris, Errol, 112
Moss, Scott, 42, 43
movimento: percepção ou sensação de, 104, 159; preenchimento de, 157-61

música: afasia e, 49, 52; alexia musical, 15-8, 36, 70; cegueira e, 208; execução de, 15-6, 19, 21, 24, 27, 36-7, 61; memória e imagens mentais de, 19, 32; notação musical, 17, 61-2
musicoterapia, 52

Nakayama, Ken, 70, 100-2
neuroplasticidade, 49, 74, 86, 96, 129, 182-3, 206; *ver também* substituição sensitiva
Neville, Helen, 182
nomes, visualização ou recordação de, 25, 29, 34, 41, 49, 57, 60, 94
Nordby, Knut, 128
números: percepção ou reconhecimento de, 23, 61, 63, 70, 144, 164, 186-7

optometria desenvolvimental, 117-8
Ostrovsky, Yuri, 208

padrões, preenchimento ou alucinação de, 156-7, 162-4
palavras cruzadas, 32
palinopsia, 195
Pallis, Chsitopher, 91-2, 98
paralaxe do movimento, 105, 123, 170-1
Pascalis, Olivier, 95
Pascual-Leone, Alvaro, 183, 204
Patricia H., 39-55
pensamento e imagens mentais, 197-8, 203
Petersen, Steven, 63
Pick, doença de, 28
pintor daltônico, 31, 56, 121
plasticidade do cérebro *ver* neuroplasticidade
Poe, Edgar Allan, 169
ponto cego, 57, 131, 144, 148, 155-6, 158, 178
Post, Wiley, 111, 115
preenchimento: de cor, 152, 155; de movimento, 157-61; de padrões, 156-7, 162-4; de ponto cego, 152, 155-61
Prescott, William, 209
profundidade, percepção da: efeito de treinamento, 124-5; variação individual na, 108, 123; *ver também* visão estereoscópica
prosopagnosia, 83-7, 90, 92, 95-100, 102, 200
Purves, Dale, 128
Pylyshyn, Zenon, 200

Quian Quiroga, Rodrigo, 94

Raichle, Marcus, 63
reconhecimento: pré-consciente, 35
reconhecimento de lugares, 32, 57, 67, 80, 83-5, 90-3, 96, 98, 102
reconhecimento de objetos, 22, 72-3, 97; *ver também* agnosia
reconhecimento de rostos, 79-102; correlatos neural do, 93-8, 200, 203; em bebês, 79, 95; em fotografias e espelhos, 20, 34-5, 80, 82, 86, 90, 92; exposição no início da vida e viés étnico, 95; habilidade em, 83, 95-7; variação da capacidade de, 99-102; visual *ver* agnosia, prosopagnosia, agnosia topográfica
Rembrandt van Rijn, 112
Rocke, Alan J., 197
Romano, Paul, 108-9
Rosenfield, Israel, 60, 61, 62
Ruggiero, Theresa, 117-8, 124
Russell, Bertrand, 120
Russell, R., 101

Scribner, Charles Jr., 65-6
Sellers, Heather, 99
Sharp, Frank R., 67
Shepard, Roger, 199
Shimojo, Shinsuke, 73, 123
Shin, Yong-Wook, 87
Shulman, Dennis, 191, 204
siba, 113
Siegel, Ralph, 121
símbolos, reconhecimento de, 61, 69
sinestesia, 139, 152, 187, 191, 196
Sinha, Pawan, 208
Sociedade Estereoscópica de Nova York, 108, 136, 165
sonhos, 55, 140, 150, 171, 179, 208
Spurzheim, Johan, 89

substituição sensitiva, 76, 182, 192, 204-10
surdez: realocação cortical e, 182; sensação multimodal e, 192

Tenberken, Sabriye, 187-8, 191
terapia da visão, 118, 125, 129
Torey, Zoltan, 184-9, 191-3, 195-6, 204, 210
Tsao, Doris, 93
Turnbull, Colin, 110
Tyndall, John, 197

Underwood, Bem, 206
Urbino, Duque Frederico de, 174

Vermeij, Geerat, 182
Virgil (paciente), 121, 208
"visão com cegueira", 202
visão estereoscópica, 103-30; composição bidimensional e, 169-70; drogas e, 169; em animais, 113; em sonhos e na imaginação, 114, 171; mecanismos neurais da, 111; perda da, 108-10, 155, 165-71; período crítico para, 115-6, 121, 129; terapia da visão para obter, 118, 125, 129
visão periférica, 149, 150, 171-4, 178
Vrba, Elisabeth, 72
Vygotsky, Lev, 198

Wallace, Alfred Russel, 71-2, 74
Wasserman, Bob, 121, 127
Wells, H. G., 154
Wernicke, Carl, 59, 90
West, Thomas G., 59
Wheatstone, Charles, 103-4, 106, 125, 126
Wiesel, Torsten, 111, 114-6
Wigan, A. L., 99
Wilkens, Jeannette, 48
Wittgenstein, Ludwig, 50
Wolf, Maryanne, 59, 69
Wundt, Wilhelm, 199

Young, Thomas, 104

1ª EDIÇÃO [2010] 2 reimpressões

ESTA OBRA FOI COMPOSTA PELA SPRESS EM TIMES E IMPRESSA
EM OFSETE PELA GEOGRÁFICA SOBRE PAPEL PÓLEN SOFT DA SUZANO
PAPEL E CELULOSE PARA A EDITORA SCHWARCZ EM JULHO DE 2017

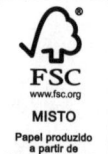

A marca FSC® é a garantia de que a madeira utilizada na fabricação do papel deste livro provém de florestas que foram gerenciadas de maneira ambientalmente correta, socialmente justa e economicamente viável, além de outras fontes de origem controlada.